Jochen Becker-Ebel (Hrsg.)
Christine Behrens, Günter Davids, Nina Rödiger,
Meike Schwermann, Hans-Bernd Sittig, Cornelia Wichmann

Palliative Care in Pflegeheimen

3., überarbeitete und aktualisierte Auflage

PFLEGE kolleg

Wissen und Handeln für Altenpflegekräfte

schlütersche

Dr. Jochen Becker-Ebel ist Diplom-Theologe, Supervisor DGSv, Organisationsberater und Trainer.

Christine Behrens ist Diplom-Theologin, Supervisorin und Palliativtrainerin.

Günter Davids ist langjähriger Hospizkrankenpfleger, Diplom-Pflegewirt und Leiter von Palliativpflegekursen.

Nina Rödiger ist examinierte Altenpflegerin, PDL, Sozialmanagerin und Leiterin von Palliativpflegekursen.

Meike Schwermann ist Fachkrankenschwester für Intensivpflege und Anästhesie und Palliative Care, Diplom-Sozialwirtin und Diplom-Pflegewissenschaftlerin.

Dr. Hans-Bernd Sittig ist Schmerztherapeut und Palliativmediziner.

Cornelia Wichmann ist examinierte Krankenpflegekraft, staatlich geprüfte Sozialarbeiterin sowie Referentin für Fort- und Weiterbildung in der Pflege.

»Es ist nicht zu wenig Zeit,
die wir haben,
sondern es ist zu viel Zeit,
die wir nicht nutzen.«

SENECA

Herausgeber
Dr. Jochen Becker-Ebel
Grundstraße 17
20257 Hamburg
www.mediacion.de

Bibliografische Information der Deutschen Nationalbibliothek
Die Deutsche Nationalbibliothek verzeichnet diese Publikation in der Deutschen Nationalbibliografie; detaillierte bibliografische Daten sind im Internet über http://dnb.ddb.de abrufbar.

ISBN 978-3-89993-297-3 (Print)
ISBN 978-3-8426-8398-3 (PDF)

Reihengestaltung: Groothuis, Lohfert, Consorten | glcons.de
Titelbild: Jochen Becker-Ebel
Satz: PER Medien+Marketing GmbH, Braunschweig
Druck: Druck Thiebes GmbH, Hagen

INHALT

VORWORT ZUR DRITTEN AUFLAGE

Die Umsetzung der spezialisierten Palliativversorgung (SAPV) ist in den letzten fünf Jahren stetig vorangeschritten. Mittlerweile kommen unterstützende Palliativpflegekräfte und auch Palliativmediziner in kooperationsbereite Pflegeheime. Diese zusätzlichen für das Heim kostenfreien Kräfte und Dienstleistungen können bei besonderem Versorgungsbedarf schnell und als »Springer« eingesetzt werden. Derartige Kooperationen haben die Autoren dieses Buches in über 150 Heimen im Norden Deutschlands vorangetrieben (siehe: www.mediacion.de).

Die bereits mehr als 4.000 LeserInnen der ersten beiden Auflagen dieses Buches konnten sich schnell und gut verständlich zur Palliativversorgung orientieren und eigene Wege ausbauen. Dabei wurde das Grundwissen betont und das Spezialwissen den externen Fachkräften überlassen. Viele Heime haben sich seitdem grundsätzlich mit dem Thema befasst und dazu auch veröffentlicht (hier: Palliativkompetenz und Hospizkultur entwickeln, Hamburg, (2007–2011) Hrsg: J. Becker-Ebel; (2011 ff) Hrsg: S. Hoffmann). Dort ist auch alles zusammengefasst, was Leitungskräfte für die Umsetzung in ihren Einrichtungen brauchen: Ziele, Leitlinien, Standards, Beschreibung der Vorgehensweisen.

Kompakt, anschaulich, praxisorientiert ist für Sie das aktuell Wissenswerte zu Palliative Care hier aufbereitet:

1. **Körperliche Dimension:** Schmerz- und Symptomlinderungen (Kapitel 1 und 2): In der Schmerztherapie tritt die Schmerzbehandlung entlang der Schmerzentstehung in den Vordergrund. Sie sind maßgeblich für Art und Einsatz der Medikamente. Dies und mehr finden Sie in der Neufassung des Kapitels 1 von Dr. Hans-Bernd Sittig. Das Kapitel 2 haben die Palliativpflegenden und Palliativkursleiter Nina Rödiger und Günter Davids verfasst. Die Palliativpflege von Symptomen und Erkrankungen ist hier neu gewichtet und übersichtlich gestaltet worden. Neu sind auch die beiden praxisnahen Unterkapitel zu Wundpflege und Mundpflege. Die konkreten Hinweise haben stets den besonderen Bedarf des älteren, kommunikationseingeschränkten Menschen im Blick.

2. **Psychisch-seelische und soziale Dimension:** Kommunikation/Spiritualität, Ethik (Kapitel 3 und 4): Christine Behrens das dritte Kapitel »Kommunikation« völlig überarbeitet. In vier Exkursen bekommen Sie als Leserin zusätzliches Kommunikations-Handwerkszeug. Im Blick auf die Ethischen Fragen hat das Patientenverfügungsgesetz (2009) und die neueste Rechtsprechung des Bundesgerichtshof (Putz-) Urteils (2010) vieles vereinfacht und verdeutlicht. Das neue kommentierte Flussdiagramm von Jochen Becker-Ebel (ehemals Steurer) nimmt diese Entwicklung und alle neuen Gesetze bereits auf. In drei gezielten Schritten können Pflegeheime nun ihre ethischen Konflikten klären und oft sogar einvernehmlich lösen: Sterbehilfe-Definitionen klären; Entscheidungswege mittels Flussdiagramm rechtssicher beschreiten; Ethische Konflikte lösen im Nimwegener Fallbesprechungsmodell können.
3. **Palliatives Wissen umsetzen:** Schmerzmanagement und Implementierung in den Einrichtungen (Kapitel 5 und Anhang): In bewährter Weise zeigt Meike Schwermann im fünften Kapitel den Umsetzungsprozess von Palliative Care in stationären Pflegeeinrichtungen am Beispiel des Schmerzmanagements auf. Der Deutsche Expertenstandrad Schmerz ist hier im Nebenbei auch gleich mit erfüllt. Und die Schmerzerfassung berücksichtigt nicht nur die wachen und orientierten Bewohner, sondern gerade jene mit Kommunikationseinschränkungen aufgrund einer Demenz.

   Im Anhang geben Cornelia Wichmann und Dr. Jochen Becker-Ebel erste Hinweise für den weiteren Umsetzungsprozess. Diese haben sich in vielen Einrichtungen in der Praxis bewährt. Ausführliches findet sich hierzu (kostenfrei) auf der Homepage www.mediacion.de im Service/Download Bereich sowie im oben erwähnten Buch Palliativkompetenz und Hospizkultur entwickeln.

Wir freuen uns, den Leserinnen und Lesern ein aktualisiertes und weiterhin praktisches und gut lesbares Buch präsentieren zu können.

Hamburg, im August 2012 Die Autoren

EINLEITUNG UND ÜBERBLICK

Jochen Becker-Ebel

Palliativversorgung wird zunehmend zum Qualitätskriterium von Pflegeheimen. Für Bewohner und Angehörige ist sie ein wichtiges Signal für eine gute Lebensqualität – auch in schwierigen Krankheitsphasen. Doch Palliativversorgung ist mehr: Neben der radikalen Patientenorientierung sind Vernetzung und Multiprofessionalität sowie die besondere Einbeziehung der Angehörigen wichtig.

Bereits 2000 schrieben die norwegischen Pflegeheimärzte und Palliativmediziner Dr. Bettina Sandgathe und Professor Dr. Stein Husebö (Bergen) in der Zeitschrift für angewandte Schmerztherapie (StK 2/2000): »Bislang wurde die Palliativmedizin völlig zu Unrecht in der Geriatrie vernachlässigt, obwohl viele Probleme entstehen, wenn alte Menschen ernsthaft erkranken und im weiteren Verlauf sterben. Die namhafte Palliativmedizinerin Cicely Saunders gibt zu: »Ich habe mich bewusst der Versorgung von Tumorpatienten gewidmet. Ich wusste, dass es mir nicht gelingt, die Misere in der Versorgung unserer alten Mitbürger aufzugreifen. Das Problem ist mir zu groß gewesen.« Zunehmend kritisieren die internationalen Gremien der Palliative Care die einseitige Fokussierung auf Krebspatienten und fordern, dass die großen Fortschritte auch anderen Patientengruppen zugute kommen sollten.

Die Aufgabe ist weiterhin groß und auch acht Jahre später noch nicht in vollem Umfang erkannt und bewältigt. Doch gemeinsam wird es gehen. Altenpflegekräfte im ganzen deutschsprachigen Raum wollen das Sterben und den Tod in ihren Einrichtungen nicht weiter tabuisieren und in die Ecke drängen. Sie wollen die Vorzüge der Hospizarbeit in ihre eigenen Einrichtungen auf angepasste Art und weise integrieren und von der Palliativmedizin und Palliativpflege lernen, um die Schwerstkranken auf ihren letzten Wegen stets besser zu begleiten.

In der Palliativversorgung steht die Ganzheitlichkeit im Vordergrund. Das bedeutet, dass nicht die Erkrankungen allein betrachtet werden, sondern der ganze Mensch, mit seiner Seele, seinem Denken und Glauben und mit seiner sozialen Identität. Daraus entstand das auch heute verwandte Modell des »Total Pain«, zu Deutsch in etwa: »ganzheitlich-umfassender Schmerz«, der oben bereits erwähnten Gründerin der modernen Hospiz- und Palliativbewegung Dame Cicely Saunders.

Praktische Palliativpflege – was gehört dazu?

Die praktische Palliativpflege wird viele Fragen auf:

- Wie führen wir ein gutes Schmerzmanagement ein?
- Wie gestalten wir einen Rahmen für den Einsatz Ehrenamtlicher?
- Wie meistern wir ethische Krisen?
- Wie helfen uns Notfallpläne, Krisenvorsorge und ethische Fallgespräche?
- Was brauchen unsere Mitarbeiter zur eigenen Entlastung bei zunehmend höheren Sterbezahlen im Heim?
- Welche Angebote machen wir trauernden Angehörigen?
- Wie werden Angehörige unsere Partner?

Dieses Buch gibt praktische Antworten – präzise, ausführlich und leicht verständlich. Und es lädt zum Mitmachen, Ausprobieren und Umsetzen ein.

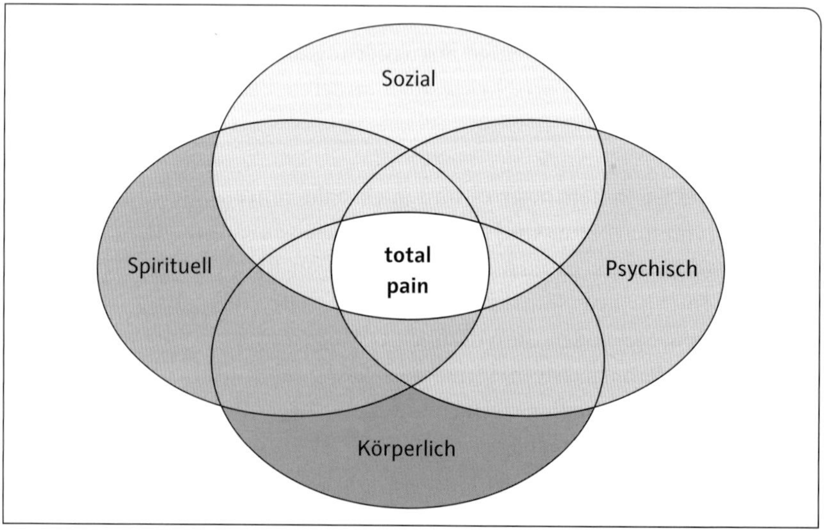

Abb. 1: Das »total pain«/»total care«/»palliative care«-Modell nach Saunders.

Den »Total Pain« beantwortet Saunders mit »Total Care«, eine »umfassende oder auch ummantelnde Pflege/Fürsorge«, auch »Palliative Care« genannt (von »Pallium« = »Mantel«). Die Dimensionen der Bedürfnisse sind als Aufforderung an Multiprofessionalität und institutions- und trägerübergreifende Zusammenarbeit zu verstehen.

Tabelle 1: Die vier Dimensionen des Schmerzes.

Körperlich	Sozial	Psychisch	Spirituell
• Physische Anteile der Schmerzen: • verändertes Aussehen, z. B. Kachexie • Palliative Symptome, z. B. Übelkeit, Erbrechen, Obstipation, exulzerierende Wunden	• Veränderung der Rollen • Verlust geliebter Gewohnheiten • Veränderung von Beziehungsnetzen • Finanzielle Bedrohungen	• Angst vor Verlusten • Wut • Verletzlichkeit • Resignation • Depression • Schlafstörungen • Trauer	• Identitätsverlust • Zweifel • Hilflosigkeit • Sinnverlust • Glaubenskrise • Schuldgefühle • Zukunftsängste • Bohrende Sinn-Fragen • Ethische Fragen zum Lebensende
s. Kapitel 1 und 2	s. Kapitel 3	s. Kapitel 3	s. Kapitel 3 und 4

Auf diese vier Dimensionen des Leides und des Schmerzes antworten alle Berufsgruppen innerhalb eines palliativen Behandlungsteams mit ihren spezifischen Angeboten. So entsteht »Palliative Care« – eine ganzheitliche Fürsorge am Lebensende. Pflegende und Ärzte arbeiten zusammen mit Sozialarbeitern, Psychologen und Seelsorgern und decken so miteinander die verschiedenen Dimensionen der notwendigen Fürsorge ab. Das geschieht immer schon auf eine anfanghaft gute Art und Weise auch im Pflegeheim, aber oft nicht für jeden und zu jeder Zeit und in der bisweilen nötigen Intensität.

Palliative Care ist ein Zusammenspiel von Menschen aus verschiedenen Berufen. Deshalb haben wir dieses Buch auch gemeinsam geschrieben, als multidisziplinäres Team. Aus unserer bisherigen Zusammenarbeit in Palliativ-Weiterbildungen, Gremien und Organisationsberatung (siehe auch:

www.palliativkurse.de) und bei anderen gemeinsamen Publikationen ist bei uns der Wunsch entstanden, ein einfach verständliches, knappes und preisgünstiges Buch für den alltäglichen Gebrauch im Pflegeheim zu schreiben. Dieses Buch kommt aus der eigenen Praxis heraus, denn innerhalb des weiten Feldes »Palliative Care« haben wir schon vor mehreren Jahren unseren eigenen Handlungs-Schwerpunkt auf »Palliative Care im Pflegeheim« gelegt. Mittlerweile sind wir fast ausschließlich für die bessere palliative Begleitung älterer Menschen tätig. Auch da leitet unser Interesse ein weiteres großes Anliegen von Dame Cicely Saunders, das sie bereits Mitte der Achtziger Jahre äußerte:

»Historisch betrachtet zog die Hospizbewegung ja aus dem Gesundheitssystem aus und entwickelte eigene Modelle (»models of care«, d. h.: Hospize etc.). Es gilt nun die Haltungen, die Kompetenzen und Erfahrungen der Hospiz- und Palliativversorgung in die Regelversorgung zu reintegrieren (d. h.: In Krankenhäuser, Pflegeheime und ambulante Dienste), damit die Haltungen und das Wissen zurückfließen kann (»... so that attitudes and knowledge could come back« – zitiert aus einem IFF-Symposium und nach James & Field 1992).

Bei diesem Zurückfließen geht es zunehmend um einen gegenseitigen Lernprozess. Der mit einer Prise Überheblichkeit gewürzte Auszug aus der Regelversorgung und das Gründen eigener Hospiz-Versorgungsorte hat alle Nebengeschmäcker zu verlieren, damit ein gemeinsamer Lernprozess gelingen kann. Wir Autoren staunen stets erneut, was wir an sozialer Kompetenz, Zuneigung und gutem Willen in den Pflegeheimen bereits antreffen. Es ist ein gemeinsames Lernen und nicht ein »1:1-«Übertragen von palliativem Wissen in die palliativ-ungebildete Regelversorgungslandschaft. Palliative Care entdeckt jetzt erst die Alten, die Hochbetagten, die Menschen mit Demenz. Im gemeinsamen Lernen wird Palliative Care im Pflegeheim noch umfassender werden, noch mehr Palliative Care sein und insbesondere für alle da sein, auch für jene, die still und leise von hier gehen und nicht im Licht der Öffentlichkeit mit ihrem eigenen Sterben sind.

1 DIE BEHANDLUNG VON SCHMERZEN IN DER PALLIATIVBETREUUNG

Hans-Bernd Sittig

1.1 Einführung

Die Palliativmedizin bietet inkurablen, unter körperlichen und seelischen Beschwerden leidenden Patienten flankierende Hilfen zur Verbesserung der Lebensqualität an. Angestrebt wird die ambulante Behandlung in der häuslichen Umgebung, die nur gelingt, wenn eine umfassende Stabilisierung der Patienten auf Symptomebene zu erreichen ist. Wenn Entgleisungen zur stationären Aufnahme führen, ist das Behandlungsziel die schnelle, den Betroffenen zufriedenstellende Linderung der Beschwerden, gefolgt von der Rehabilitation in die vertraute Umgebung. Tumorschmerz ist das von vielen am meisten gefürchtete Symptom der Krebskrankheit.

Was ist Schmerz?

- Warnsignal (deskriptiv)
- Stimulus (neurophysiologisch)
- Hilferuf (psychosozial)
- Erfahrung des Lebens (Lernen)
- Rein subjektives Gefühl

Definition gemäß der IASP[1] 1979: »Schmerz ist ein unangenehmes Sinnes- oder Gefühlserlebnis, das mit potenzieller oder tatsächlicher Gewebsschädigung einhergeht oder mit den Begriffen einer solchen beschrieben wird. Schmerz ist immer subjektiv.«

1 International Association for the Study of Pain

Schmerz ist, was der Patient als Schmerz empfindet

Das Vorhandensein oder der Nachweis einer somatischen Läsion ist also keine zwingende Voraussetzung für das Erleben von Schmerzen. Schmerz ist also immer das, was der Patient selbst sagt, das es ist. Niemand außer dem Betroffenen selbst kann diesen Schmerz fühlen, niemand außer ihm selbst kann sagen, wie stark dieser sein Schmerz ist und wie stark er unter diesem Schmerz leidet.

Akute und chronische Schmerzen sind ein wesentliches Symptom einer Tumorerkrankung. Ihr Einfluss auf alle Bereiche der Lebensqualität kann gar nicht hoch genug eingeschätzt werden. Seit fast 20 Jahren gibt es zur Behandlung von Tumorschmerzen validierte Therapieoptionen mit einem Effektivitätsgrad mehr als 90%. Trotzdem wird die Mehrzahl der Patienten in Deutschland noch völlig unzureichend behandelt. Leider wurde der Inhalt der Leitlinien zur Tumorschmerztherapie oft unzulässig auf die rein medikamentöse Therapie verkürzt und alle anderen Optionen der Schmerzpalliation – insbesondere die tumorspezifischen Methoden, wie Bestrahlung, Operation und Chemo- oder Radioisotopentherapie – außer Acht gelassen. Auch darf der Beitrag nichtmedikamentöser Maßnahmen zur Tumorschmerztherapie, wie Lymphdrainage, Verordnung von Prothesen und Orthesen, optimierte Lagerung, Massagen, Physiotherapie und nicht zuletzt psychotherapeutische Interventionen, keineswegs unterschätzt werden.

Tumorschmerzpatienten leiden in der Regel gleichzeitig an weiteren physischen Störungen sowie psychologischen, kulturellen, sozialen und spirituellen Problemen, die mit dem Prozess der Krankheitsverarbeitung zusammenhängen und eine symptomverstärkende Rolle spielen. Gerade für den Schmerz des Krebskranken gilt das biopsychosoziale Modell, ist dieser Patient doch einer existenziellen Bedrohung durch die Krebserkrankung ausgesetzt (»Total Pain«). Aus diesen Gründen ist eine Tumorschmerztherapie unter Einbeziehung vieler Fachdisziplinen (Ärzte, Pflegekräfte, Physiotherapeuten, Sozialarbeiter, Psychologen, Seelsorger) zu leisten und setzt die Einbindung des Patienten und seiner Familie voraus.

Dies impliziert auch die Aufklärung über Wirkung und Nebenwirkungen der Behandlung. Da der »Morphinmythos« trotz aller Bemühungen noch lebt, sollten auch Themen, wie und warum der Patient ein »Betäubungsmittelrezept« erhält, wenn er ein wirksames Schmerzmittel braucht, oder warum dieses aus dem »Giftschrank« kommt, offen angesprochen werden.

1.2 Schmerztherapie

In der Schmerztherapie muss der Grundsatz der Wahrhaftigkeit dem Patienten gegenüber stets gewahrt werden. Er impliziert, dass dem Patienten stützende Angebote zur Krankheitsbewältigung angeboten werden müssen. Die Schmerztherapie soll dem Patienten ein soweit irgend möglich schmerzarmes normales Leben ermöglichen.

Haben Sie Schmerzen?

Der Schmerz muss bei jeden Palliativ-Patienten aktiv vom Arzt und Pflegepersonal erfragt werden, da viele Patienten nicht von selbst über ihre Schmerzen berichten. Sie haben Angst, der Arzt könne nichts tun, sie würden lästig fallen, eine Therapie übergestülpt bekommen, die sie selbst gar nicht wollen.

Bei Tumorpatienten kommt es im Verlauf ihrer Erkrankung mit hoher Wahrscheinlichkeit zu behandlungspflichtigen Schmerzzuständen. Dieses Symptom tritt in Abhängigkeit von Tumorart und -stadium, vom Metastasierungsgrad und dem Ort der Schmerz verursachenden Läsion sowie von individuellen und psychosozialen Faktoren zu unterschiedlichen, im Allgemeinen nicht vorhersagbaren Zeitpunkten und mit variabler Intensität auf.

Zum Zeitpunkt einer entsprechenden Diagnosestellung leiden bereits bis zu 50 % aller Tumorpatienten an Schmerzen, die sich in diesem Stadium in vielen Fällen durch tumorspezifische Maßnahmen (Chemotherapie, Operation, Strahlentherapie) reduzieren bzw. gelegentlich sogar gänzlich beseitigen lassen. In einem fortgeschrittenen Krankheitsstadium werden derartige Schmerzzustände bei über 75 % der Patienten beobachtet. Auch in dieser

Situation sollte neben der Durchführung einer symptomatischen Behandlung der Einsatz tumorspezifischer Maßnahmen im Rahmen einer sorgfältigen Nutzen-/Risikoabschätzung erwogen werden.

»Tumorschmerz« ist keine Diagnose. Schmerzen bei Malignomen werden durch verschiedene Schmerzursachen hervorgerufen, die sowohl einzeln als auch in Kombination auftreten können

1.3 Physiologie der Schmerzen

Schmerzentstehung
Überall in der Haut, in den Muskeln, Knochen, Gefäßen, in den Organen und Gelenken dienen vor allem freie Nervenendigungen oder spezielle Nozizeptoren als Schmerzrezeptoren. Unabhängig von der zugrundeliegenden Gewebeschädigung werden diese durch mechanische oder thermische Reize, Botenstoffe oder chemische Stoffe, die bei Gewebsschädigung oder bei Entzündungsreaktion aus den betroffenen Zellen freigesetzt werden, aktiviert oder in ihrer Aktivität moduliert.

Schmerzleitung
Durch die schnell leitenden A-Delta-Fasern und die langsameren C-Fasern, die den peripheren Nerven beigemischt sind, gelangen die Nervensignale zum Rückenmark. Dort endet das erste Neuron der Schmerzleitungsbahn. Es beginnt das zweite Neuron der Schmerzbahn, der Vorderseitenstrang des contralateralen Rückenmarks. Die Neurone des Tractus Spinothalamicus enden in den spezifischen oder unspezifischen Thalamuskernen, andere im Hirnstamm oder Zwischenhirn. Aus den unspezifischen Thalamuskernen gelangen Fasern des dritten Neurons der Schmerzleitung in die affektiven Großhirnareale, aus den spezifischen Kernarealen des Thalamus gelangen andere Fasern in den sensorischen Neokortex.

Zentrale Schmerzwahrnehmung
Erst wenn die Schmerzsignale in die sensorischen Großhirnrindenfelder gelangen, dringt der Schmerz ins Bewusstsein. Aus den affektiven Großhirnarealen werden die Gefühlsqualität und der Effekt beigesteuert.

Schmerzhemmung

Die Schmerzbahn ist keine »Einbahnstraße«. Vom Hirn aus gelangen absteigend-hemmende Bahnen zum Rückenmark, sodass bereits auf Rückenmarksebene die Weiterleitung von Schmerzsignalen moduliert, verändert, verstärkt oder gar unterdrückt werden kann.

Schmerz und Neuroplastizität

Durch länger bestehende oder sehr heftige Schmerzen werden die Schmerzrezeptoren sensibilisiert, sodass Reize, die normalerweise den Rezeptor nicht aktivieren, jetzt ausreichen, um den Rezeptor zu aktivieren. Außerdem vergrößert sich das sogenannte »rezeptive Feld«. Der Radius um den Rezeptor, in dem ein Ereignis den Rezeptor aktiviert, wird größer, die rezeptiven Felder beginnen sich zu überlappen, was dann wieder einen verstärkten neuronalen Input zu Folge hat.

Auch auf Rückenmarksebene kommt es bei anhaltenden Schmerzimpulsen schnell zu einer strukturellen Veränderung der schmerzleitenden Nervenzellen. Das Genom und die Rezeptorbelegung der prä- und postsynaptischen Nervenmembran verändern sich, sodass Schmerzimpulse immer leichter weitergeleitet und kaum noch gehemmt werden können. Es kommt zu einer »Bahnung«. Es werden bald Botenstoffe aus dem zweiten Neuron der Nervenleitungsbahn in den synaptischen Spalt abgegeben, die eine Ausschüttung von schmerzvermittelnden Mediatoren aus dem ersten Neuron in den synaptischen Spalt erleichtern. Ein »Teufelskreis« ist entstanden.

Auch im Kortex kommt es bei anhaltenden Schmerzen schnell zu strukturellen Veränderungen. In der Großhirnrinde vergrößern sich die Repräsentanzfelder von dauerhaft schmerzhaften Körperregionen.

Schmerzschwelle und Schmerztoleranz

Während die Schmerzschwelle, oberhalb derer ein Schmerzreiz ins Bewusstsein dringt, bei fast allen Menschen ungefähr gleich ist, ist die Schmerztoleranz, nämlich die Fähigkeit, Schmerzen zu ertragen, individuell und zeitlich sehr unterschiedlich. Insbesondere bei Angst, Depression, Einsamkeit, Hilflosigkeit, Schlaflosigkeit oder Dauerschmerzen sinkt die Schmerztoleranz sehr rasch.

1.4 Schmerzursachen

Generell ist zu beachten, dass mit unterschiedlichen Schmerzarten auch differente Begleitsymptome einhergehen, die mit recht unterschiedlichen Beeinträchtigungen der individuellen Lebensqualität verbunden sein können. Die bei Tumorpatienten zu beobachtenden Schmerzen lassen sich nach unterschiedlichen Kriterien klassifizieren. Dabei müssen sowohl ätiologische als auch pathogenetische Faktoren berücksichtigt werden. Solche differentialdiagnostischen Überlegungen sind sinnvoll, da sich aus den zugrunde liegenden Mechanismen und Ursachen eines Schmerzsyndroms sowohl therapeutische als auch prognostische Konsequenzen ergeben. Beim gleichen Patienten können verschiedene, voneinander abgrenzbare Schmerzsyndrome parallel vorliegen: akute Schmerzen können in chronische übergehen bzw. akute und chronische Schmerzen können gleichzeitig bestehen. Die Kenntnis der Ätiologie und des Pathomechanismus sowie des zeitlichen Musters der Schmerzen ist eine unbedingt notwendige Voraussetzung zur suffizienten Durchführung einer spezifischen Schmerztherapie.

Vor der Therapie steht die Ursachenforschung

Wenn immer möglich, sind daher vor Beginn einer Tumorschmerzbehandlung die Schmerzursachen sowie die zugrunde liegenden pathophysiologischen Störungen zu klären, da hiervon die analgetische Therapie und die Medikamentenauswahl abhängen.

Auch somatische Schmerzen werden nicht isoliert von der psychosozialen Gesamtsituation des Tumorpatienten gesehen, sondern unter Berücksichtigung aller Symptome und Verstärkungsfaktoren innerhalb eines palliativmedizinischen Gesamtkonzeptes behandelt. Die Erfassung und Klassifizierung der Schmerzsyndrome bei Tumorpatienten erfolgt zu allererst durch sorgfältige Anamnese und körperliche Untersuchung. Eine Analgetikamedikation zur Linderung bestehender Schmerzen sollte den Patienten aber keinesfalls bis zum Abschluss der diagnostischen Prozeduren vorenthalten werden. Manchmal ist eine frühzeitige medikamentöse Schmerztherapie schon allein deswegen erforderlich, um die Durchführung der apparativen Untersuchungen zu erleichtern bzw. überhaupt erst zu ermöglichen.

Tabelle 2: Schmerzursachen bei Tumorerkrankungen.

Tumorbedingt (ca. 60–80 %)	Tumorassoziiert (ca. 10 %)	Therapiebedingt (ca. 15–20 %)	Tumorunabhängig (ca. 10 %)
• Weichteil-infiltration • Knochen-metastasen • Nerven-kompression • etc.	• Lymphödem • Zosterneuralgie • Dekubitus • etc.	• postoperative Neuralgie • Fibrose nach Bestrahlung • etc.	• Migräne • Osteoarthritis • etc.

1.4.1 Tumorbedingter Schmerz

Bei tumorbedingten Schmerzen wird hinsichtlich der Ätiologie unterschieden zwischen

- Nozizeptorschmerz und
- neuropathischen Schmerzen

Bei den meisten Patienten treten im Verlauf der Erkrankung verschiedene Schmerztypen und auch Kombinationen auf. Nach epidemiologischen Daten treten Knochen- oder Weichteilschmerzen bei 35 % der Patienten auf, viszerale Schmerzen bei 17 %, neuropathische Schmerzen bei 9 % und bei 39 % der Patienten sind mehrere Schmerztypen kombiniert.

1.4.1.1 Nozizeptorschmerz

Knochen- und Periostschmerz

Knochenmetastasen erregen über einen lokalen Druck, Volumenzunahme, Ausschüttung von Schmerzmediatoren (TNF: Tumornekrose Faktoren, Substanz P, Interleukine u. a.) oder Infiltration Nozizeptoren im Periost und lösen dadurch Schmerzen aus. Außerdem werden die freien, demyelinisierten Nerven, die den Knochen durchziehen, irritiert und erregt. Anfänglich treten die Schmerzen meist nur bei körperlicher Belastung und bei bestimmten Bewegungen auf, später sind selbst in Ruhe Schmerzen vorhanden. Die Schmerzen können streng lokal bei einer Solitärmetastase oder sehr diffus bei disiminierten Metastasen auftreten.

Insbesondere nachts werden typischerweise die Knochenmetastasenschmerzen stärker, da durch die »Bettwärme« das Knochenmetastasenödem zunimmt. Deshalb klagen die Patienten über Schlafstörungen, weil sie nicht mehr ruhig liegen können. Rippenmetastasen können die Atemexkursionen schmerzhaft eingeschränkten, sodass der Patient nicht mehr richtig abhusten kann.

Weichteilschmerz

Weichteilschmerzen können nach Infiltrationen von Skelettmuskulatur oder Bindegewebe entstehen. Häufig sind es Dauerschmerzen, die unabhängig von Bewegungen auftreten. Sie verstärken sich bei Druck wie auch beim Sitzen. Die Schmerzen sind eher diffus lokalisiert.

Ischämieschmerz

Kommt es zu einer Kompression oder Infiltration von Blutgefäßen, entsteht im entsprechenden Versorgungsgebiet ein Sauerstoffmangel. Neben einem anfänglichen belastungsabhängigen Claudicatio-Schmerz klagen Patienten mit Ischämieschmerzen in fortgeschrittenen Stadien über Dauerschmerzen. Je mehr die Patienten ihre Extremitäten bewegen und belasten, desto stärker werden die Schmerzen. Bei der Untersuchung fällt häufig die bläulichlivide Verfärbung der Haut auf.

Viszeraler Schmerz

Der viszerale typischerweise kolikartige Schmerz wird durch Nozizeptoren vermittelt, die im kardiovaskulären System, im Gastrointestinal-, Respirations- und im Urogenitaltrakt lokalisiert sind. Verdrängt der Tumor zum Beispiel im Bereich des Abdomens Verdauungsorgane oder verschließt er Hohlorgane, zum Beispiel Gallengang, Ductus pancreaticus, Coecum, werden solche viszeralen Afferenzen erregt. Schmerzen können auch bei Entzündungen, Kapseldehnungen und Schleimhautulzerationen der Haut zur Ausprägung kommen.

1.4.1.2 Neuropathischer Schmerz

Infiltration oder Kompression von peripheren Nerven, Nervenplexus oder im zentralen Nervensystem führen zu neuropathischen, typischerweise einschießende, brennende Schmerzen. Sensible und/oder auch motorische Ausfälle sowie erhöhte Reizbarkeit oder Missempfindungen in den schmerzhaften Arealen weisen auf eine Nervenschädigung hin, nicht immer müssen objektivierbare neurologische Symptome auftreten. Neuropathische Schmerzen im Rahmen einer Tumorerkrankung können durch den Tumor selbst, die Chemotherapie, eine Operation oder durch Bestrahlung entstehen.

Bei der körperlichen Untersuchung fällt häufig eine Berührungsempfindlichkeit der Haut auf. Eine normalerweise nicht schmerzhafte leichte Berührung auf der Haut kann stärkste Schmerzhaftigkeit hervorrufen, die den Reiz zeitlich überdauert (Allodynie), oder ein leichter Schmerzreiz wird als extrem stark empfunden (Hyperalgesie). Dabei sind zum Teil erhebliche Sensibilitätsstörungen im Sinne einer Hypoästhesie oder Hyperästhesie zu finden. In seltenen Fällen sind zusätzlich Hinweise für eine Beteiligung des sympathischen Nervensystems vorhanden (Brennschmerz, Hauttrophik gestört, Ödem, Temperaturunterschied).

1.4.2 Therapiebedingter Schmerz

Die Tumortherapie kann Ursache für anhaltende Schmerzen sein. Eine Chemotherapie hinterlässt mitunter schmerzhafte Polyneuropathien, aseptische Knochennekrosen oder Mukosaentzündungen. Unter Umständen Monate bis Jahre nach Bestrahlungen treten Schmerzsyndrome durch Fibrosierung des Arm- oder Lumbosacralplexus auf. Myelopathien und durch Radiatio induzierte periphere Nerventumoren und Knochennekrosen treten ebenfalls auf. Weitere therapiebedingte Schmerzen sind beispielsweise der Postthorakotomieschmerz oder Stumpf- und Phantomschmerzen nach Amputationen einer Extremität wegen Tumorbefalls.

1.4.3 Tumorunabhängiger Schmerz

Tumorpatienten können auch unter akuten oder chronischen Schmerzen leiden, die nicht mit der Tumorerkrankung oder der Therapie im Zusammenhang stehen. Ein schon lange bestehender Kopfschmerz oder Rückenschmerzen können sich gerade in der Krisensituation einer Tumorerkrankung verstärken. Auch die langsam nachlassende Reduktion des Allgemeinzustandes und zunehmende Immobilität können zu einer Schmerzverstärkung nicht tumorbedingter Schmerzen beitragen.

Tabelle 3: Schmerzarten bei Palliativpatienten.

Schmerzart	Phänomenologie	Beispiel	Schmerzqualität
Somatischer Nozizeptor-Schmerz	• gut lokalisierbar • punktuell drückend, stechend, bohrend • belastungsabhängig • konstant lokalisierter Schmerz	• Knochen • Periost • Bänder • Muskulatur • Entzündung	• hell, gut lokalisierbar • bei Belastung zunehmend • Dauerschmerz, drückend bohrend, einschießend • pulsierend, gut lokalisiert
Visceraler Nozizeptor-Schmerz	• schlecht lokalisierbar • diffus, dumpf • kolikartig • drückend • nicht belastungsabhängig • übertragener Schmerz	• Leberkapsel • Darmwand	• dumpf, drückend, in die Schulter ausstrahlend • diffus, kolikartig
Neuropathischer Schmerz	• Dermatombedingte motorische, sensible Ausfälle • Verstärkung beim Husten • Kribbelparästhesien	Nervenwurzelkompression	• heiß, brennend • schneidend neuralgieform • (blitzartig) einschießend
Neuropathischer Schmerz	• Hyper- und Dysästhesie • Kausalgieform • sympathische Begleitreaktionen (Störung der Sudomotorik) • motorische/sensible Ausfälle	Nervenplexusinfiltration	• brennend • bohrend • stechend • einschießend
Neuropathischer Schmerz	Lokale motorische und sensible Ausfälle, nicht dermatombedingt	Nervenplexusinfiltration	• dumpf • drückend • bohrend • brennend • einschießend

Tabelle 4: Schmerzform und therapeutische Konseqenz.

Schmerzform	Phänomenologie des Schmerzes	Therapeutische Konsequenz
Dauer-schmerz	• kontinuierlich mit geringen Intensitätsschwankungen • unabhängig von körperlichen Aktivitäten oder Lagewechsel	• Dauertherapie nach festem Zeitschema • kontinuierliche Retard-Medikation
Durchbruch-schmerzen »break-through-pain«	• plötzlich aus einem stabilen Schmerzniveau heraus, zeitlich begrenzt, ohne erkennbare Auslöser • plötzliche Verhaltens-änderung	• Bei fest angesetzter retardierter Opioidmedikation zusätzlich eines der ultraschnellwirksamen Fentanyle • Therapiebeginn mit der niedrigsten verfügbaren Fentanyldosis (Dosistitration des Durchbruchschmerzes. Zur Dosistitration der Opioiddauermedikation und der Dauerschmerzen sind die ultraschnellwirksamen Fentanyle nicht geeignet)
Belastungs-schmerz	In der Regel immer bei gleichen Gelegenheiten (»incident pain«, z. B. morgendlicher Anlaufschmerz oder bei bestimmten Bewegungen)	Vorbeugende Medikation mit nicht retardiertem Opioid, zeitlich fest determiniert

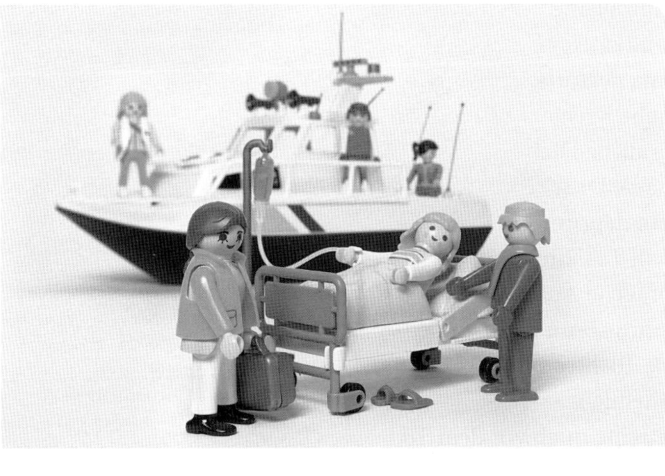

- **Akuter Schmerz**
  - Akute Schmerzen haben immer eine Alarmfunktion und bedürfen intensiver somatischer, funktioneller und psychosozialer Diagnostik, Abklärung und zielgerichteter, nach Möglichkeit kausaler Therapie.
- **Chronischer Schmerz**
  - Von chronischen Schmerzen wird vereinbarungsgemäß gesprochen, wenn Schmerzen über eine längere Zeit (früher: mehr als sechs Monate) bestehen. Doch ist die Zeitdauer nicht das einzige Kriterium, das chronische Schmerzen auszeichnet. Der chronische Schmerz ist auch gekennzeichnet durch kognitive und verhaltensspezifische, soziale und interaktionelle Merkmale des betroffenen Patienten und seines sozialen Umfeldes.
- **Durchbruchschmerzen**
  - Als Durchbruchsschmerzen bezeichnet man unvermittelte, heftige, nur kurz dauernde Schmerzattacken unter einer ansonsten zufrieden stellenden, suffizienten Schmerzbehandlung der Dauerschmerzen.
- **Somatoformer Schmerz**
  - Ferner kennen wir den somatoformen Schmerz (d.h. der Schmerz »sieht nur so aus, als ob er eine körperliche Ursache hätte«), bei dem die Patienten auf psychosoziale Stressoren mit körperlichen Beschwerden/Schmerzen reagieren. Oft finden sich somatische Bagatellbefunde, die aber das Ausmaß der vom Patienten geklagten Schmerzen nicht erklären.

»Ich habe Schmerzen« kann bedeuten:

- Zahnprobleme
- Appendizitis
- Angina pectoris
- Ich habe Krebs
- Ich brauche Dich
- Ich hasse Dich
- Ich bin deprimiert
- Ich will Tabletten
- Ich brauche Aufmerksamkeit und Fürsorge
- Ich komme mit meinem Leben nicht zurecht
- Meine Tochter starb
- Ich bin allein
- Ich fürchte mich vor dem Tod

1.5 Diagnostik

Eine symptomatische Schmerztherapie sollte nicht ohne Kenntnis der exakten Diagnose erfolgen. Eine sorgfältige und umfassende Anamnese und eine gründliche körperliche Untersuchung mit neurologischem Status sind Basis der Schmerzdiagnostik. Viele Patienten mit chronischen Tumorschmerzen haben nicht nur somatische Beschwerden, sondern sind auch psychisch belastet.

Das Ausmaß der apparativen Diagnostik richtet sich nach Krankheitsstadium und Allgemeinzustand des Patienten. Treten neue Schmerzen auf oder kommt es zu einer deutlichen Schmerzverstärkung, sollte immer an ein Tumorrezidiv und Metastasen gedacht werden, was zwingend abgeklärt werden sollte. Das genaue diagnostische Vorgehen, die Indikation für bestimmte apparative Untersuchungsmethoden (wie Computertomographie, Magnetresonanztomographie, Szintigraphie, Angiographie) und die daraus abzuleitenden therapeutischen Konsequenzen sollten immer in Kooperation mit Onkologen und Radiologen erfolgen.

Ziel der Schmerzanamnese

Die Schmerzanamnese berücksichtigt also auch das psychische und soziale Umfeld des Patienten, sodass psychologische und soziale Faktoren, die das Schmerzausmaß beeinflussen, gezielt bei der Therapie mitberücksichtigt werden.

Als hilfreiches, minimales anamnestisches »Instrumentarium« haben sich die »6 Ws« erwiesen:

1. Was schmerzt?
2. Wann?
3. Wie?
4. Wohin strahlt es aus?
5. Was beeinflusst den Schmerz?
6. Welche Symptome treten im Zusammenhang mit den Schmerzen noch auf?

Folgende Fragen sind für die **Schmerztherapieplanung** von großer Relevanz:

- Welche physischen oder psychischen Symptome bestehen zusätzlich?
- Welche Begleiterkrankungen oder Organfunktionseinbußen (z. B. Leberinsuffizienz bei Metastasenleber, Nierenversagen, Knochenmarkinfiltration/-suppression) liegen dauerhaft oder intermittierend vor?
- Welche Bedeutung hat der Schmerz für den Patienten in seinem Alltag?
- Was kann der Patient aufgrund der Schmerzen/der Schmerzbehandlung nicht mehr machen?
- Wie sind die aktuellen psychischen, sozialen und spirituellen Ressourcen des Patienten, um sich mit den Schmerzen/der Erkrankung auseinandersetzen zu können?
- Liegen negative Prädiktoren für das Gelingen einer Schmerztherapie vor, wie Durchbruchschmerzen, vorausgegangene oder aktuelle Suchterkrankung, neuropathischer Schmerztyp, raschester Dosisanstieg der Opioidmedikation ohne adäquates organisches Korrelat, ungelöste psychosoziale Konflikte?

Folgende Fragen sind vor einer **Schmerztherapie** zu beantworten:

- Welches ist das individuelle Therapieziel des Patienten, ist es realistisch?
- Was ist das größte Bedürfnis des Patienten (z. B. nicht schmerzbedingt gestörter Nachtschlaf, schmerzarmes Sitzen/Stehen/Liegen/Schlucken, schmerzarme Defäkation)?
- Gibt es spezifische Therapien, die eine langfristige Analgesie bei zumutbarer Toxizität erlauben (Radiatio, Operation, Radionuklid-, Chemo- oder Hormontherapie)?
- Gibt es nicht medikamentöse Verfahren, die zur Schmerzlinderung beitragen können (Orthesen, Prothesen, optimierte Lagerungsbedingungen, Lymphdrainage, physikalische Therapie, Wund-/Dekubitusbehandlung)?
- Ist eine intensivierte psychosoziale und/oder spirituelle Begleitung erforderlich, und wie ist sie organisierbar?
- Welche erkrankungsbedingten Komplikationen und/oder Nebenwirkungen sind wahrscheinlich und müssen vorausschauend mit eingeplant werden (z. B. Schluckunfähigkeit, Koma, Hyperkalzämie, Obstipation bis zur nicht operablen enteralen Obstruktion)?
- Was ist der optimale Applikationsweg oder die optimale Zubereitungsform für diesen Patienten?

- Wie viele Medikamente/Einnahmezeiten sind für den Patienten (noch) zumutbar?
- Ist die Medikamenteneinnahme/-gabe durch den Patienten allein möglich oder braucht er professionelle Hilfe?

Zentrale Fragen zum Schmerz

- Was bedeutet die Aussage: Ich habe Schmerzen?
- Welche Erklärung hat der Patient?
- Welche Erklärung hat der Patient erhalten?
- Welche Erwartung hat der Patient, der Angehörige, das Personal?
- Wer leidet am meisten (Patient, Angehöriger, Pflegepersonal, Arzt, andere)?
- Was passiert, falls die Schmerzen verschwinden?

Schmerzskalen und weitere Instrumente der Schmerzerhebung finden Sie in Kapitel »Umsetzung eines fundierten Schmerzassessments von Meike Schwermann.

1.6 Schmerztherapie

Auch und gerade in der Schmerztherapie gilt als oberstes Therapieprinzip: Do not harm – Füge niemals Schaden zu. Es ist strafbar, einen Patienten gegen seinen Willen zu behandeln. Vor jeder Behandlung muss der tatsächliche oder ggf. mutmaßliche Wille des Patienten eruiert werden. Er muss verständlich aufgeklärt sein über Wirkungen und Nebenwirkungen der Therapie, er muss die Therapiealternativen kennen, er muss wissen, was geschieht, wenn er die Therapie ablehnt. Der Patient hat auch das Recht, eine uns sinnvoll erscheinende Therapie abzulehnen.

1.6.1 Kausale Schmerztherapie

Die Therapie der Wahl ist die kurative, ursächliche Beseitigung von Schmerzen, soweit das bei einer Tumorerkrankung überhaupt möglich ist. Bei bekannter Tumordiagnose müssen zunächst alle kausalen Behandlungsmöglichkeiten in Betracht gezogen werden, die zu einer Beseitigung oder Verkleinerung des Tumors führen oder zumindest zur palliativen Tumortherapie eingesetzt werden können, wenn der Patient dies wünscht. Ursachenerkennung und Ursachentherapie bedingen, dass auch der Schmerztherapeut onkologische Therapiekonzepte zu überdenken und an den Patienten gegebenenfalls entsprechend weiterzuleiten hat.

1.6.2 Symptomatische Schmerztherapie

Grundregeln für die medikamentöse Schmerztherapie in der Palliativmedizin:

- Die Schmerztherapie bei Palliativpatienten folgt im Prinzip den Grundregeln der **Therapie chronischer Schmerzen**, das heißt, die Basis des medikamentösen Konzepts bilden langwirkende retardierte Analgetika, wobei der Applikationsweg, solange dies möglich ist, nichtinvasiv sein soll und in erster Linie orale Medikamente zum Einsatz kommen sollen. Gegebenenfalls muss bei Schluckstörungen auf transdermale oder subcutane Applikationsformen ausgewichen werden, wo diese zur Verfügung steht.
- Grundsätzlich soll die Medikation nach einem festen **Zeitschema** und individuell nach **Schmerzstärke** gegeben werden. Dadurch soll eine gleichmäßige, den Patienten zufrieden stellende Schmerzlinderung über 24 Stunden angestrebt werden. Dies ist bei einem weitgehend gleichmäßigen Schmerzniveau allein durch lang wirkende Medikamente zu erreichen.

In der Realität kommt es jedoch spontan ohne erkennbaren Grund oder zum Beispiel abhängig von Belastungen oder therapeutischen Maßnahmen (wie Verbandwechsel oder Lagerungsmaßnahmen) im Laufe des Tages immer wieder zu Schmerzspitzen und Durchbruchschmerzen, die zusätzliche Maßnahmen erfordern (Durchbruchschmerz).

WHO-Richtlinien zur medikamentösen Tumorschmerztherapie

- Orale Therapie (by the mouth)
- Nach Stufenplan (by the ladder)
- Nach der Uhr (by the clock)

Tabelle 5: Opioide (nicht retard).

Generikum	Handelsname Beispiel	Dosierung	Morphin Äquivalenz	Wirk-dauer	Häufige UAW	Tagesmaxi-maldosen TMD
Fentanyl	Actiq Effentora Abstral Instanyl PecFent	200–1600 µg orotransmukosaler Lutscher buccal sublingual nasal nasal	individuelle Dosistitration	2–4 h	Opioidtypisch: Obstipation Übelkeit Erbrechen	Keine Dosisober-grenzen
Hydro-morphon	Palladon	TAB: 1,3–2,6 mg Inj. (Pumpe): 2–100 mg	10–20 mg 14–700 mg	4 h		
Piritramid	Dipidolor	Inj. 15 mg	10	4–6 h		
Morphin	Sevredol Morphin Merck Morphin Gry	TAB 10–20 mg TRO 0,5 % und 2 %	Referenz 16 Tr = 5 mg 16 Tr = 20 mg Inj: 10–20 mg/ml Bis 50 ml (Pumpen/Port)	4 h Boli und Kontin.		
Buprenorphin	Temgesic	0,2–0,4 mg	20–40	6–8 h	Sehr hohe Rezeptoraffinität Schlechte bis keine Antagoni-sierbarkeit durch Naloxon	Ceiling-Effekt

- Individuelle Titration der Dosis
- Start low, go slow
- Anwendung von Koanalgetika
- Beachte die jeweiligen Besonderheiten (look for the details)
- Adjuvante Therpieverfahren zu jeder Zeit

Wesentliche Ursachen für die schmerztherapeutische Unterversorgung von Tumorschmerzpatienten:

- Schmerzdiagnose unkorrekt
- Schmerzintensität unterschätzt
- Analgetika-Dosierungsintervall zu lang
- Analgetika-Dosierung zu niedrig
- Bevorzugung schwacher Opioide
- Angst vor Toleranz
- Angst vor Abhängigkeit
- Angst vor Entzug
- Betäubungsmittelverschreibungsverordnung
- Koanalgetika nicht eingesetzt
- Spezielle Verfahren nicht bedacht

1.6.3 Stufenschema der Tumorschmerztherapie

1986 wurden von der World Health Organization (WHO) erstmals Empfehlungen zur Tumorschmerztherapie herausgegeben, die für Drittweltländer ohne funktionierende Gesundheitsstrukturen konzipiert waren. In großen Fallserien wurde die Effektivität dieser WHO-Empfehlungen nachgewiesen und eine zufrieden stellende Schmerzreduktion bei 80 % der Patienten aufgezeigt. An diesen Empfehlungen orientierte sich die Arzneimittelkommission der Deutschen Ärzteschaft im Jahr 2000 bei der zweiten Auflage ihrer Empfehlungen zur Tumorschmerztherapie.

Die Grundlage aller Empfehlungen war das Stufenschema der WHO zur Krebsschmerztherapie: Gemäß dem WHO-Stufenschema werden bei leichteren Schmerzen Nicht-Opioidanalgetika eingesetzt (WHO-Stufe-I). Reicht die analgetische Wirkung nicht aus, wird das Nicht-Opioidanalgetikum mit einem schwachen Opioid kombiniert (WHO-Stufe-II). Bei weiterhin unzureichender Analgesie wird das Nicht-Opioidanalgetikum mit einem stark wirksamen Opioid kombiniert (WHO-Stufe-III). Ein eventuell vorhandener Durchbruchsschmerz (Bewegung, Husten, Defäkation) sollte auf allen Stufen mit schnell anflutenden Opioiden behandelt werden (zum Beispiel unretardierte Morphintabletten 10 bis 20 mg oder Fentanyllutscher 200 bis 1600 µg).

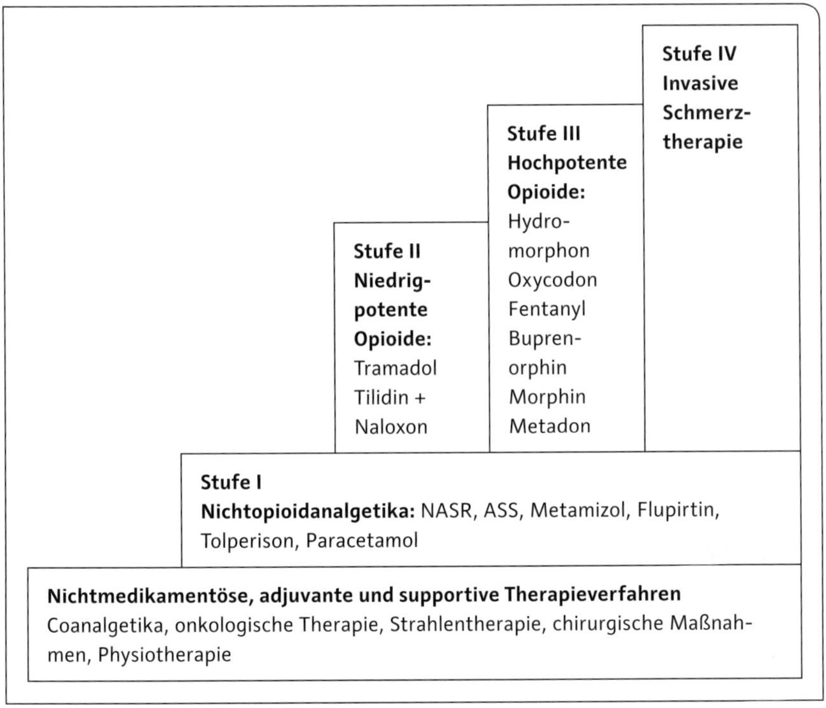

Abb. 2: Das WHO-Stufenschema der Tumorschmerztherapie.

Daraus ergeben sich Kombinationsmöglichkeiten: Entweder werden Substanzen der Stufe 1 und 2 verabreicht **oder** Substanzen der Stufe 1 und 3. Die Wahl dieser Kombinationen ist abhängig von der Stärke der Schmerzen

Bitte beachten!

Das Stufenschema ist kein starrer Plan, der von unten nach oben durchlaufen werden muss.

Tabelle 6: Schwach wirksame Opioide.

	Wirkstoff	Beispiel Handelsname	Dosierung	Morphin-Äquivalent	Wirkdauer	UAW	Maximal Dosen/Tag
Schwach wirksame Opioide retard	Tramadol	Tramundin ret	50–200 mg	entspricht 5–20 mg Morphin	8–12 Stunden	Tramadol: serotonerg Sonst: Opioid typisch	600 mg
	Tilidin/ Naloxon	Valoron N ret	50–200 mg	ca. 5–20 mg Morphin	8–12 Stunden	Müdigkeit Übelkeit Erbrechen Obstipation u. a.	600 mg
Schwach wirksame Opioide unretardiert	Tramadol Tilidin/ Naloxon	Tramal (TAB/ Tropfen) Valoron N (KPS/Tropfen)	1 TAB od 20 TRO = 50 mg	dto	2–4 Stunden	Dto. + Abhäng-Potenzial	600 mg

Tabelle 7: Stark wirksame Opioide retard.

	Generikum	Handelsname Beispiel	Dosierung ED	Morphin-Äquivalenz	Wirk-dauer	Häufige UAW	Tagesmaxi-maldosen TMD
Stark wirksame Opioide retard	Fentanyl	Durogesic SMAT	12,5–100 µg/h	ca. 30–240 mg Morphin/Tag	2–3 Tage	Opioidtypisch: Obstipation Übelkeit Erbrechen	Keine Dosis ober grenzen
	Hydromorphon	Palladon Jurnista	4–24 mg 8–64 mg	ca. 28–170 mg Morphin	bis 12 Std bis 24 Std		
	Oxycodon	Oxygesic Targin	5–80 mg	ca. 10–160 mg Morphin	8–12 Std		
	Morphin	MST MST Continus	10–200 mg 30–200 mg	»Referenz«	8–12 24		
	Buprenorphin	Transtec Pro Norspan	35–70 µg/h 5–20 µg/h	ca. 60–120 mg Morphin/Tag oral ca. 10–40 mg Morphin/Tag oral	3–4 Tage 7 Tage	Sehr hohe Rezeptor-affinität Schlechte bis keine Antagonisierbarkeit durch Naloxon	fraglicher Ceiling-effekt

1.6.4 Mechanismen-orientierte Schmerztherapie

Das WHO-Stufenschema verliert mit zunehmender Kenntnis der Pathomechanismen der Schmerzentstehung immer mehr an Bedeutung. Bei der aktuell seit einigen Jahren favorisierten mechanismen-orientierten Schmerztherapie richtet sich die Auswahl des Analgetikums primär nach der Schmerzursache: zum Beispiel werden hier bei entzündungsbedingten Schmerzen primär antientzündlich wirksame Analgetika wie NSAR (Nicht steroidale Antirheumatika) wie z.B. ASS oder Ibuprofen, bei visceralen kolikartigen Schmerzen das spasmolytisch wirksame Novaminsulfon, oder bei neuropathischen Schmerzen die nervenmembran-stabilisierenden Antikonvulsiva oder das schmerzdämpfende System aktivierende Antidepressiva gegeben. Es gibt heute Diskussionen darüber, inwieweit der Einsatz schwach wirksamer Opioide überhaupt notwendig ist. Studien zeigen, dass eine sofortige Einstellung auf stark wirksame Opioide sicher und effektiv möglich ist. Ebenso gibt es die Diskussionen, dass die Opioide wegen ihrer fehlenden Organtoxizität sicherer als die Nicht-Opioidanalgetika sind, weshalb auf WHO-Stufe-I und II verzichtet werden könnte und nur dann, wenn durch die Opioide allein keine zufriedenstellende Analgesie erreicht werden kann, zusätzlich mechanismenorientiert Nichtopioidanalgetika gegeben werden sollten.

Folgende Grundregeln sollten aber bei der medikamentösen Therapie von Tumorschmerzen eingehalten werden:

- Es erfolgt primär eine nichtinvasive Applikation (oral, bei Schluckstörung: transdermal), um die Selbstständigkeit des Patienten zu erhalten.
- Die Dosisintervalle richten sich nach der Wirkungsdauer des verwendeten Präparates (zum Beispiel Hydromorphin retard alle (acht bis) zwölf (Palladon®) bis vierundzwanzig (Jurnista®) Stunden, Novalgin alle vier Stunden, Ibuprofen alle 8 Stunden.
- Es sollten soweit wie möglich retardierte Opioide oder Präparate mit einer langen Wirkungsdauer eingesetzt werden. Wenn die Schmerzen immer wieder auftreten, bevor die nächste Dosis fällig ist (End of dose Pain), sollte die Dosis der Dauermedikation erhöht werden. Eventuell muss das Dosisintervall verkürzt werden. Bei der Wahl der Einnahmezeiten sollte man den individuellen Lebensrhythmus des Patienten berücksichtigen (zum Beispiel erste Einnahme nach dem Erwachen, dann weiter alle 4 bzw. 6 bzw. 8 bzw. 12 Stunden).

Tabelle 8: Mechanismen-orientierte Schmerztherapie.

Schmerzursache	Medikament	max. TD	Besonderheiten
entzündlich	ASS	6 g	cave: Ulcus!
visceral	Metamizol	6 g	Agranulozytose 1 : 2,4 Mio.
Weichteile	NSAR/Coxibe	XX mg / XX mg	zusätzlich Bestrahlung
Knochen	ASS/NSAR/Coxibe	6 g/XX/XX mg	zusätzlich Bestrahlung/Bisphosphonat
Muskel	Tolperison Ibuprofen NSAR Coxibe Flupirtin	900 mg 2400 mg XX mg XX mg 600 mg	NSAR: cave: Ulcus, Niere, Medikamenten-interaktionen Coxibe: cave: cardiovaskuläre Nebenwirkungen
schwach	Paracetamol	3 g	cave: Leber/keine GI-NW in der (Tumor)Schmerztherapie wenig sinnvoll
neuropathisch	Tricyclische Antidepressiva, Antikonvulsiva	individuell, Titration	langsamer Wirkeintritt, zentralnervöse und cardiovaskuläre Nebenwirkungen
(sehr) stark	Opioide	individuell, Titration	Prophylaxe: Nausea, Emesis, Obstipation

Tabelle 9: Nichtopioid-Analgetika.

	Wirkstoff	Beispiel Handelsname	Einzeldosis	Wirkung	Wirk-dauer	Häufige UAW	Tages-Höchstdosis
Teils nicht-retardiert, **teils retardiert** **Wirkdauer: 4 bis 24 Stunden**	Ibuprofen Dexibuprofen Dexketoprofen Diclofenac Naproxen Meloxicam Celecoxib Etoricoxib Parecoxib	Imbun Deltaran Sympal i. v. Voltaren Proxen Mobec Celebrex Arcoxia Dynastat (i. v.)	400–800 mg 200 –400 25 mg 50 mg 50–150 mg 250–500 mg 7,5–15 mg 100–200 mg 60–120 mg 10–40 mg	Cox-Hemmung antiphlogistisch antipyretisch	6–8 6–8 6–8 6–12 6–8 6–8 24 6–12 24 6–8	Gastritis Diarrhoe Bronchospastik Ödeme	2400 1200 150 150 1250 15 400 90 (120/8 d) 80
	Novaminsulfon	Novalgin	500–1000 mg	Cox-Hemmung kaum antiphlogistisch	6–8	Orthostase	4000
	Paracetamol		500–1000 mg	zentrale Cox-Hemmung nicht antiphlogistisch	6–8	Cave Hepatotoxizität in hohen Dosen	3000
	Flupirtin		100 und 400 mg	zentraler Kalium-Kanal-öffner	6–8 Long: 24	Leberwert-Erhöhung Müdigkeit	600

- Für viele Medikamente gibt es zwar Standarddosierungen. Es sollte aber immer eine individuelle Titration erfolgen. Die individuelle Titration orientiert sich an Wirkung und Nebenwirkung des verwendeten Präparates.
- Auftretende Nebenwirkungen müssen prophylaktisch behandelt werden (beispielsweise Übelkeit und Erbrechen in der Einstellungsphase – Antiemetika, Obstipation bei jeder Anwendung von Opioiden – Laxanzien).
- Gerade bei Tumorpatienten ist es erforderlich, für eine ausreichende Analgesie zu sorgen. Bei den Opioiden können daher keine Höchstdosierungen angegeben werden. Die Höchstdosis der Opioide wird limitiert durch deren eventuelle Nebenwirkungen (Ausnahme: Buprenorphin).
- Die Wirkung und besonders auch die Nebenwirkungen einer medikamentösen Schmerztherapie müssen regelmäßig kontrolliert und auch dokumentiert werden.

1.6.5 Applikationswege

Die orale Applikation ist für die meisten Patienten einfach und unkompliziert. Auch eine Zufuhr über eine Ernährungssonde ist mit vielen der heute verfügbaren Präparate möglich. In den Fällen, in denen die orale Therapie an ihre Grenzen stößt (zum Beispiel bei Schluckstörungen), kommen alternative Applikationswege infrage.

Vorteile der transdermalen Applikation (Fentanyl®, Buprenorphin®) sind die wenig belastende Anwendung und die lange Wirkungsdauer der Pflaster (48 bis 72 Stunden bei Fentanyl, 3 1/3 bis 7 Tage bei Buprenorphin). Nachteilig ist die schlechte und eher zähe Dosisfindung und -anpassung (voller Wirkungseintritt erst nach 12 bis 24 Stunden), die mangelhafte Resorption in der Finalphase, bei Kachexie, Schwitzen. Immer muss bei den transdermalen Systemen eine Bedarfmedikation mit bedacht werden (s.c., i.v., sublingual, nasal, buccal, orotransmukosal).

Für die rektale Applikation stehen in Deutschland keine retardierten Präparate zur Verfügung, sodass Morphin-Suppositorien alle vier Stunden appliziert werden.

Die subkutane oder seltener die intravenöse Gabe über eine patientenkontrollierte Pumpe mit Bolusfunktion ist in einzelnen Fällen sehr sinnvoll, zum Beispiel, um ein schnelles Anfluten des Analgetikums bei Durchbruchsschmerzen zu ermöglichen, zur schnellen Dosisfindung, bei sehr instabilen Schmerzzuständen, um dem Patienten mehr Autonomie zu ermöglichen, wenn er die Medikamente anders nicht mehr zu sich nehmen kann.

Es gibt grundsätzlich keine Indikation für die intramuskuläre Gabe von Opioiden bei Tumorschmerzen, da die subkutane Applikation einfacher und weniger schmerzhaft ist. Allerdings sollten möglichst keine wiederholten Einzel-Injektionen durchgeführt werden, stattdessen ist eine subkutane Dauerinfusion ggf. mittels einer PCA- Pumpe sinnvoll.

Die Indikation für eine rückenmarknahe Applikation von Opioiden sollte äußerst zurückhaltend und nur in Ausnahmefällen gestellt werden, dann aber von erfahrenen Schmerztherapeuten.

Gründe für eine rückenmarknahe Applikation können sein:
- Terminalstadium der Erkrankung,
- stärkste Schmerzen, die mit anderen Applikationsformen nicht beherrschbar sind,
- gravierende, nicht behandelbare Nebenwirkungen bei anderen Applikationswegen

1.6.6 Koanalgetika

Eine Monotherapie mit Opioiden ist bei vielen Schmerzsyndromen nicht ausreichend effektiv. Auf allen Stufen können die Analgetika mit Koanalgetika zur Behandlung verschiedener Symptome der Tumorerkrankung kombiniert werden

Tabelle 10: Koanalgetika.

Medikament	Beispiel	Startdosis	Maximale Tages-Dosis	Indikation	Bemerkung
Amitriptylin	Saroten®	2 bis 20 mg	75 mg	Nervenschmerz	sedierend, abends verabreichen
Doxepin	Aponal®	10 mg	50 mg	Nervenschmerz	
Gabapentin	Neurontin®	3 · 100 mg	3600 mg	Nervenschmerz	Sedierung, Wassereinlagerung, neurologische Komplikationen
Pregabalin	Lyrica®	25 mg zur Nacht	600 mg	Nervenschmerz	Sedierung, Wassereinlagerung, neurologische Komplikationen
Carba-mazepin	Timonil®	3 · 50 mg	1200 mg	Nervenschmerz	Na-Störung, Sedierung, Leberenzymerhöhung viele Medikamenteninteraktionen
Dexa-metason	Forecortin®	20 mg i.v.	Nach Effekt und Neben-wirkung, z. B.: 3 · 4 (–8–16) mg	Schwellung, Rückenmark-/ Nervenkompression, Hirn-metastasen, (Hirn-) Ödem, Übelkeit, Luftnot, Appetit-losigkeit, Kachexie	Wassereinlagerung, Depression
Bisphos-phonat	Ibandro-nat®	6 mg als Kurzinfusion	6 mg als Kurzinfusion/ alle 3 Wochen	Knochenschmerzen, Hyerkalcämie	Bei Therapierefraktäeren Knochen-schmerzen ggf auch als Loading-dosis: 6 mg an 3 aufeinander-folgenden Tagen (Achtung: off lable use)
Calcitonin		50 i.e. ad 500 ml NaCL 0,9 % als Kurzinfusion	bis zu 200 i.E. ad 500 ml NaCL 0,9 % als Kurzinfu-sion	Knochenschmerz, Nervenschmerzen, Phantomschmerzen	Evtl. auch als Nasenspray
Lidocain-pflaster	Versatis®	1–3 Pflaster	5 Pflaster	Postzosterneuralgie	Wird lokal dort appliziert, wo der neuropathisch Schmerz empfunden wird,16 h wird das TTS lokal belas-sen, dann 8 h Pause

Antidepressiva (zum Beispiel Amitriptylin, Doxepin, Remergil) sind sinnvoll zur Behandlung neuropathischer Schmerzen und schmerzhafter Dysästhesien. Die analgetische Wirkung von Antidepressiva lässt sich auf die Steigerung der Funktion inhibitorischer Transmitter durch Hemmung ihrer Wiederfreisetzung in Neurone zurückführen. In der Schmerztherapie werden Antidepressiva deutlich niedriger dosiert als in der psychiatrischen Behandlung. Wichtig ist die langsame Dosistitration beginnend bei Amitriptylin im Einzellfall mit 2° = 4 mg zur Nacht besonders bei alten Patienten.

Antikonvulsiva (Pregabalin, Gabapenten®, Gabapanetin, Carbamazepin®) unterdrücken eine erhöhte synaptische Impulsübertragung und steigern hemmende Einflüsse auf Neuronenaktivität in verschiedenen Gebieten des Zentralnervengebietes. Sie werden vor allem bei neuropathischen, einschießenden, elektrisierenden Schmerzen eingesetzt und können auch bei peripheren Neuropathien verwendet werden. Auch bei den Antikonvulsiva gilt: Therapiebeginn mit der niedrigstverfügbaren Dosis, dann langsame Dosissteigerung bis zur maximal zulässigen Tagesdosis oder bis der Pat. über nicht tolerable Nebenwirkungen klagt oder er mit dem Therapieeffekt zufrieden ist.

1.6.7 Kombinationen

Oft müssen insbesondere bei »mixed Pain« Antidepressiva plus Antikonvulsiva plus Opioide kombiniert werden, um eine zufrieden stellende Schmerzdämpfung zu erreichen. Bei Knochenmetastasen sollten unbedingt Bisphosphonate (Ibandronat, Zoledronat) zum Einsatz kommen. Sie hemmen unter anderem die Interaktion der Tumorzellen mit den Osteoklasten und Osteoblasten und erreichen so eine Schmerzreduktion. Corticosteroide vermindern das (peri-)neurale Ödem und den Druck im und auf das Nervengewebe und führen so zur Schmerzlinderung. Die Nebenwirkungen der Steroide wie Appetitsteigerung, Gewichtszunahme und Stimmungsaufhellung werden von den Tumorpatienten häufig als positiv empfunden. Benzodiazepine sind zur Schmerztherapie nicht geeignet.

Tabelle 11: Opioidprofile in der Übersicht.

Symptom / Opioid S	Morphin	Hydro-morphon	Oxycodon	Oxycodon & Naloxon	Fentanyl	Bupre-norphin	Methadon
Übelkeit	⬇	↑	↑	⬆	↑	↑	↑
Erbrechen	⬇	↑	↑	⬆	↑	↑	↑
Obstipation	⬇	↑	↑	⬆	↑	↑	↑
Somnolenz	☒	⬆	↑	⬆	☒	☒	☒
Verwirrtheit	☒	⬆	↑	⬆	☒	☒	☒
Schluckstörung	⬆	⬆	⬆	☒	⬆	⬆	↓
Leberinsuffizienz	☒	⬆	↑	↓	↑	↓	⬇
Niereninsuffizenz	☒	⬆	↑	↑	↑	⬆	↓
instabile Schmerzen	⬆	⬆	⬆	↑	⬆ (TTS)	↓	⬇
Durchbruchschmerzen	⬇	⬇	⬇	⬇	⬆ (ROO)	⬇	⬇
Multimedikation	⬇	⬆	↑	↑	↓	↑	⬇
Geriatrie	⬇	⬆	↑	⬆	↑	⬆	⬇
Finalphase	⬆	⬆	↑	↑	⬇	⬇	⬆

⬆ sehr geeignet ↑ geeignet ↓ ungünstig ⬇ ungeeignet ☒ kontraindiziert

Modifiziert nach: Dr. H.-B. Sittig, Kursbuch Palliative Care, UnimedVerlag, 1. Auflage 2009
Hrsg.: Kayser, Kieseritzky, Sittig

1.6.8 Die Behandlung von Schmerzattacken

Neben der Dauermedikation brauchen viele Tumorschmerzpatienten eine Bedarfsmedikation zur Behandlung von Schmerzattacken (»breakthrough pain«).

Ursachen für Schmerzattacken sind zum Beispiel:
- Bewegungen/körperliche Belastungen zum Beispiel bei Knochenmetastasen
- Nahrungsaufnahme
- Stress.
- Spontan ohne erkennbare Ursache

Ebenso wie bei den Dauerschmerzen muss bei den Schmerzattacken zwischen nozizeptiven und neuropathischen Schmerzen differenziert werden.
- Bei nozizeptiven Schmerzattacken (Knochen und Weichteilschmerzen, viszerale Schmerzen) wird ein ultraschnellwirkeinsetzendes Fentanyl (Actiq®, Effentora®, Abstral®, Instanyl®, PecFent®) genutzt. Es sollte zunächst immer die geringstverfügbare Dosis verabreicht werden, da kein Wirk-Dosis-Zusammenhang zwischen der Retardierten Opioiddauerdosis und der benötigten »Breakthrough-Pain-Fentanyl-Dosis« besteht.
- Bei neuropathischen Schmerzattacken sollte zusätzlich erwogen werden, die Antikonvlusiva oder Antidepressivadosierung einzusetzen bzw. zu erhöhen.

Nicht zu verwechseln mit dem »breakthrough pain« ist der »End of Dose Pain«, der bei unzureichender Behandlung der Dauerschmerzen kurz vor der nächsten Medikamentengabe auftritt.
Bei der unzureichenden Behandlung des Dauerschmerzes muss die Basistherapie angepasst werden, dabei sollte eine Dosiserhöhung der Retardpräparation, und nur im Einzelfall die Verkürzung der pharmakologisch sinnvollen Applikationsintervalle angestrebt werden

1.6.9 Opioidwechsel

Mit fortschreitendem/r Tumorwachstum und Metastasierung und damit zunehmenden Schmerzen kann im Laufe der Schmerztherapie eine Dosissteigerung der verwendeten Opioide erforderlich werden. Dosislimitierungen sind für Opioide (mit Ausnahme des Buprenorphins) nicht bekannt. Nicht tolerable Nebenwirkungen können aber eine weitere Dosissteigerung verhindern. Mit Wechsel auf ein anderes Opioid besteht die Chance, dass sich Nebenwirkungen reduzieren und die Schmerzlinderung verbessert wird. Auch der Wechsel des Applikationsweges kann Nebenwirkungen möglicherweise verringern. Vor jedem Opioidwechsel ist zu prüfen, ob die Nebenwirkungen nicht auf andere Ursachen zurückzuführen sind (etwa Übelkeit und Erbrechen bei Subileus/Ileus; Verwirrtheit bei Hyperkalzämie; Übelkeit durch Chemotherapie).

Tabelle 12: Umrechnungstabelle (LAVE: individuellen Bedarf beachten).

Substanz	24-Stunden-Dosis in mg (Nährwerte)							
Tilidin/Naloxon oral	150	300	450	600				
Tramadol oral	150	300	450	600				
Tramadol s. c./i. v.	100	200	300	400	500			
Morphin oral	30	60	90	120	150	180	210	240
Morphin s. c.	15	30	45	60	75	90	105	120
Morphin i. v.	10	20	30	40	50	60	70	80
Morphin epidural	1–3		3–10			6–20		
Morphin intrathekal	0,1–0,5		0,3–1			0,6–2		
Oxycodon oral	15	30	45	60	75	90	105	120
Oxycodon i. v./s. c.	7,5–10	15–20	22,5–30	30–40	37,5–50	45–60	52,5–70	60–80
Hydromorphon oral (Palladon®/Jurnista®)	4–6	8–12	12–18	18–24	22–30	26–36	30–42	34–48
Hydromorphon i. v./s. c.	1–2	2–4	4–6	6–8	8–10	10–12	12–14	14–18
Fentanyl TTS transdermal	12 µg/h	25 µg/h	37,5 µg/h	50 µg/h		75 µg/h		100 µg/h
Buprenorphin s. l.	0,4	0,8	1,2	1,6	2,0	2,4	2,8	3,2
Buprenorphin s. c./i. v.	0,3	0,6	0,9	1,2	1,5	1,8	2,1	2,4
Buprenorphin TTS transdermal	15 µg/h	35 µg/h	52,5 µg/h	70 µg/h	87,5 µg/h	105 µg/h	122,5 µg/h	140 µg/h

Achtung: Dies sind Näherungswerte, die sehr stark von den individuellen Dosierungserfordernissen abweichen können!

1.7 Nebenwirkungen[2]

Die Langzeitanwendung von NSAR wie Diclofenac und antipyretischen Analgetika wie ASS wird häufig durch schlechte Verträglichkeit und gastrointestinale Ulzerationen, Blutungen oder Wassereinlagerungen limitiert. Auch sind bei den NSAR unbedingt die vielen Medikamenteninteraktionen zu beachten. Die Nephrotoxizität kann bei älteren Patienten ebenfalls die Langzeitanwendung einschränken. Bei einem schlechten Allgemeinzustand sind die Patienten anfälliger für die Nebenwirkungen der NSAR. Neue COX-2-selektive NSAR (Celecoxib®) verursachen weniger gastrointestinale Nebenwirkungen, scheinen aber eine geringere Effektivität und ein höheres kardiovaskuläres Risikoprofil als die älteren nichtselektiven NSAR zu haben. Für die Behandlung von Tumorschmerzen sind die COX2-Hemmer nicht zugelassen.

Die Arzneimittelkommission der deutschen Ärzteschaft hat für die Verordnung von Coxiben folgende Empfehlungen ausgesprochen:

- Kontraindikation bei allen kardiovaskulären Risikopatienten
- Strenge Indikationsstellung bei Patienten über 65 Jahren aufgrund der allgemein erhöhten kardiovaskulären Risiken
- Anwendung nur so lange wie nötig: intermittierend drei bis maximal sechs Monate
- Keine Anwendung vor oder unmittelbar nach chirurgischen Eingriffen,
- Bei Patienten mit kardiovaskulären und gastrointestinalen Risiken Einsatz von traditionellen nichtsteroidalen Antiphlogistika (NSAR) plus niedrig dosierte Acetylsalicylsäure plus Protonenpumpenhemmer, nichtsaure NSAR (Metamizol, Paracetamol), Opioide.

Eine gastroprotektive Begleitmedikation, z. B. mit Protonenpumpenhemmstoffen, ist nicht bei allen Patienten erforderlich. Unbedingt notwendig ist die Gabe von Gastroprotektiva bei Risikopatienten und wenn eine gleichzeitige Gabe von Corticosteroiden durchgeführt wird. Bei Metamizol treten deutlich seltener Nebenwirkungen auf, die zum Abbruch der Therapie führen. Leberzellschädigungen unter Paracetamol treten schon ab 3 g/Tag auf.

---

2 Siehe hierzu auch Kapitel 2

Unter Opioiden können eine Reihe gastrointestinaler und zentralnervöser Nebenwirkungen auftreten. Häufige Nebenwirkungen sind Übelkeit, Erbrechen, Müdigkeit, Konzentrationsstörungen, Verwirrtheit. Obstipation tritt fast immer auf. Neurotoxische Nebenwirkungen wie Albträume, Halluzinationen, Myoklonien oder Hyperalgesien werden seltener beobachtet.

Für viele Nebenwirkungen besteht eine selektive Toleranz: Inzidenz und Schwere der Nebenwirkungen nehmen im Verlauf der Therapie ab. Im Gegensatz dazu nimmt die Obstipation im Therapieverlauf zu. Bei nicht beherrschbaren Nebenwirkungen sollte an einen Opioidwechsel /Opioidrotation gedacht werden.

Übelkeit und Erbrechen sollten zu Beginn der Opioidtherapie immer prophylaktisch mit Antiemetika behandelt werden. Es können Antihistaminika, Neuroleptika, Anticholinergika, prokinetische Substanzen, 5-HT3-Antagonisten und eventuell Glucocorticoide verwendet werden. Die Mittel der ersten Wahl sind Metoclopramid in einer Dosierung von 10–20 mg alle vier bis fünf Stunden oder Haloperidol 0,3 bis 0,5 mg alle acht bis zwölf Stunden.

Eine Obstipation ist die häufigste Nebenwirkung von Opioiden. Bei vielen Patienten ist mit Beginn der Opioidtherapie eine forcierte Behandlung der Obstipation erforderlich.

Es können Quellstoffe, osmotisch wirkende Substanzen, antiresorptiv, sekretagog wirkende Substanzen (Stimulanzien) oder Gleitmittel, auch in Kombination, eingesetzt werden. Eine ballaststoffreiche Ernährung und eine ausreichende Trinkmenge (mehr als zwei Liter pro Tag) erleichtert die Obstipationsprophylaxe.

1.8 Besonderheiten in der Schmerztherapie

1.8.1 Invasive Verfahren

Neben der medikamentösen Schmerztherapie kann die Möglichkeit von Nervenblockaden oder Neurolysen in Abhängigkeit von der Prognose und dem allgemeinen Gesundheitszustand des Patienten bedacht werden.

Klassische Indikationen bestehen in der Therapie viszeraler Abdominalschmerzen und neuropathischer Schmerzen. Beim Pankreaskopfkarzinom kann eine Plexus-coeliacus-Blockade oder eine Neurolyse für Wochen bis Monate zur Schmerzfreiheit führen. Bei neuropathischen Schmerzen an der oberen Extremität und am Kopf können Opioidapplikationen am Ganglion cervicale superius oder Stellatumblockaden sinnvoll sein. Neuropathische Schmerzen an der unteren Extremität können mit einer Grenzstrangblockade beziehungsweise Grenzstrang-Neurolyse behandelt werden. Bei streng perianal begrenzten Schmerzen zum Beispiel bei Rektumkarzinomen kann eine S4/S5-Neurolyse zu einer deutlichen Schmerzreduktion bis hin zur Schmerzfreiheit führen. Invasive schmerztherapeutische Verfahren sollten ausschließlich von speziell ausgebildeten Therapeuten durchgeführt werden.

1.8.2 Schmerztherapie in der Finalphase

Das Schmerzmedikament der Wahl in der Finalphase ist Morphin bedarfsadaptiert (5–10–20 mg) subcutan verabreicht, ggf über eine subcutane Dauerkanüle. Morphin subcutan in der Finalphase ist anxiolytisch wirksam, entspannt, lindert sicher die Luftnot und den Schmerz. Die Häufigkeit der Applikation bestimmt alleine der Patient bzw. das Wiederauftreten des Symptoms.

Pflastersysteme sind in der Finalphase gänzlich ungeeignet, da mangelndes Unterhautfettgewebe, Kachexie, Zirkulationsstörungen, Schwitzen eine Resorption des Inhaltsstoffe nicht mehr zuverlässig zulassen, das TTS-System sehr träge ist, der Analgetikabedarf in der Finalphase aber sehr variabel ist.

Symptomkontrolle

Tumorpatienten leiden häufig nicht nur unter Schmerzen. Oft sind andere, krankheits- oder therapiebegleitende Symptome (Übelkeit, Erbrechen, Dyspnoe, Unruhe, Angst, Schlaflosigkeit) genauso bedeutsam.

Schmerztherapie bedeutet bei Tumorpatienten nicht nur Analgesie, sondern auch eine Verbesserung der Lebensqualität durch Reduktion oder Beseitigung verschiedener erkrankungs- oder therapiebedingter Symptome.

1.9 Die Arzt-Patient-Beziehung

In der Tumorschmerztherapie ist eine vertrauensvolle Arzt-Patient-Beziehung besonders wichtig. Die Patienten erleben neben der Bedrohlichkeit der Schmerzen auch Bedrohungen durch zum Teil unausweichliche physische, psychische und soziale Verluste, die zu Trauer, Ängsten und depressiven Verstimmungen führen können. Das Schmerzerleben kann hierdurch wiederum beeinflusst werden.

Eine offene, empathische und aktiv zuhörende Gesprächsführung innerhalb eines ausreichenden Zeitrahmens sollte die Basis der Kommunikation sein. Bagatellisieren, Generalisieren, Monologisieren sollte unbedingt vermieden werden. Anstatt dogmatisch eine Therapie vorzugeben, ist es besser, den Patienten zu fragen, was er sich wünscht, worauf er sich einlassen kann und womit er einverstanden ist.

1.10 Die »beste« Therapie

Die beste Behandlung ist die ambulante Therapie, die der Patient selbstständig zu Hause durchführen kann, und die ihm die Unabhängigkeit von seinem Therapeuten gewährt. Die Einstellung und Überwachung der oralen medikamentösen Therapie wird durch eine Beschränkung auf wenige Monosubstanzen (mechanismenorientiert) erleichtert. Damit ist die orale und bei Schluckstörungen die transdermale Opioidtherapie nicht nur die beste, sondern auch die einfachste und damit sicherste Therapie; sie kann über viele Jahre angewendet werden, ohne dass – bis auf die Obstipation – gravierende Nebenwirkungen auftreten müssen. Nicht für alle Patienten ist die orale oder transdermale Medikation geeignet. Für die verbleibenden Patienten stehen alternative Techniken zur regionalen Lokalanästhetika- oder Opioidapplikation sowie neurolytische Blockaden oder neurochirurgische und palliative strahlentherapeutische Maßnahmen zur Verfügung. Erfolgreich wird eine Tumorschmerzbehandlung aber nur dann sein, wenn Patienten und Angehörige über die Prinzipien und den Sinn der Therapie ausreichend informiert sind und sie verstehen sowie wenn eine regelmäßige Therapiekontrolle und -anpassung durchgeführt wird.

Für die medikamentöse Tumor-Schmerztherapie gelten grundsätzlich folgende Regeln:

1. Regel: Die Schmerzmittel und Coanalgetika sind entsprechend der Schmerzursache gezielt auszuwählen.
2. Regel: Die Einzeldosis wird so festgesetzt, dass die Schmerzmittel auch ihren Zweck erfüllen, d.h. sie dürfen nicht unterdosiert werden, aber wegen ihrer Nebenwirkungen auch nicht überdosiert werden.
3. Regel: Analgetika und Coanalgetika sind nach einem festgesetzten Zeitschema einzunehmen, nicht nach Bedarf! Der zeitliche Abstand zwischen den Einzeldosen richtet sich nach ihrer Wirkungsdauer.
4. Regel: Aufgrund ihrer gleichförmigen und langanhaltenden Wirkung sind retardierte Analgetikapräparationen generell vorzuziehen. Die nicht-retardierten Zubereitungen sind zur Dosistitration, die ultraschnellwirksamen Fentanylapplikationen ausschließlich zur Koupierung von gelegentlichen Schmerzspitzen oder Durchbruchschmerzen einzusetzen.
5. Regel: Sollten sich mit der oralen Applikationsform keine zufrieden stellende Schmerzlinderung einstellen oder die Nebenwirkungen nicht beherrschbar sein, ist frühzeitig auf andere Applikationswege auszuweichen.
6. Regel: Keine Mischpräparate oder sinnlose Kombinationen einsetzen.
7. Regel: Nicht jeder Schmerz beim Tumorpatienten ist ein Tumorschmerz
8. Regel Nicht immer der Schmerz ist es, der das Leben so unerträglich macht, manchmal ist es auch das Leben, das den Schmerz so unerträglich macht.

2 SYMPTOMLINDERUNG IN DER PALLIATIVPFLEGE

Nina Rödiger & Günter Davids

Nina Rödiger (Kapitel 2.1–2.2) und Günter Davids (Kapitel 2.3–2.5.) begleiten Sie auf den folgenden Seiten. Sie zeigen Ihnen die palliativmedizinischen und -pflegerischen Zusammenhänge und schildern die Behandlungsansätze bei den wesentlichen Symptomen in der Palliativversorgung

2.1 Palliative Mundpflege

In der palliativen Begleitung ist die Mundpflege eine der wichtigsten pflegerischen Handlungen. Palliativpatienten nehmen in der Regel unzureichend Flüssigkeit und Nahrung zu sich, atmen durch den geöffneten Mund, erhalten Mundtrockenheit auslösende Medikamente und leiden dadurch oft unter Mundtrockenheit und Borken- und Belagbildung. Durch ihren herabgesetzten Immunstatus können Entzündungen der Mundschleimhaut und Pilzinfektionen ausgelöst werden, die häufig Schmerzen verursachen und so die Nahrungsaufnahme und Mundpflege behindern. Ein zusätzliches Problem kann starker Mundgeruch sein, der für alle Beteiligten belastend ist und die Kommunikation und Nähe zwischen Sterbendem und Zugehörigen einschränkt. Durstgefühl entsteht in der Finalphase häufig durch Mundtrockenheit und kann durch regelmäßige Mundpflege gelindert oder auch beseitigt werden, wohingegen eine künstliche Flüssigkeitszufuhr oft nur Symptome neu entstehen lässt oder bestehende Symptome verstärkt.

2.1.1 Intimbereich Mund

Der Mund gehört zu den Intimzonen des Menschen. Das gewaltsame Eindringen in die Mundhöhle wird von vielen Menschen mit einer Vergewaltigung gleichgesetzt. Zusätzlich ist der Mund eine der wahrnehmungsstärksten Zonen des menschlichen Körpers. Er ist sehr schmerzempfindlich, aber auch ein Sinnesorgan, über das wir eine basale Stimulation erfahren können. Vertrauen seitens des Betroffenen, Feingefühl und Fachwissen seitens der Pflegekräfte stellen daher die Grundlage für das Gelingen einer guten palliativen Mundpflege und somit einer Steigerung der Lebensqualität für den Betroffenen dar.

Sollte der Patient den Mund nicht öffnen wollen, so kann das bedeuten, dass er noch nicht das nötige Vertrauen entwickelt hat. Unter Umständen hat er in der Vergangenheit negative Erfahrungen durch gewaltsame, schmerzhafte oder schlecht schmeckende Mundpflege gemacht. Hier kann ein langsames Herantasten über das Bestreichen der Lippen mit wohlschmeckenden Substanzen (z. B. Honigbutter), Akzeptanz und einheitliches Vorgehen im Team vertrauensbildend wirken. Manche Teammitglieder haben hier ggf. mehr Erfolg als andere, was nicht persönlich genommen werden sollte.

2.1.2 Ziele und Behandlungsmöglichkeiten

Das Ziel der Mundpflege sollte Pflegekräften im Vorfeld klar sein, damit sie sich für eine wirksame und lindernde Maßnahme entscheiden können. Im Folgenden sind Möglichkeiten aufgeführt, die nach dem Geschmack des Betroffenen und seinen Vorlieben angepasst werden müssen.

Befeuchten der Mundschleimhaut, Anregung des Speichelflusses
- Kleine, mundgerechte Eiswürfel aus Säften oder Tees zum Lutschen reichen
- Kleine Fruchtstücke (z. B. Ananas, Zitrone, Orange) einfrieren und lutschen lassen oder in feuchte Kompressen gewickelt in den Mund einlegen, damit sie später wieder entfernt werden können.
- Lieblingsgetränke (hier ist alles möglich, z. B. Säfte, Sekt, Bier) in kleine Zerstäuber geben und in die Mundhöhle sprühen)
- Die Mundhöhle mit fetthaltigen Mitteln (z. B. Salz- oder Honigbutter, Sahne, Olivenöl, Kondensmilch) auswischen
- Mundpflegelösungen (z. B. Panthenollösung)
- An Zitronenscheiben riechen lassen (regt den Speichelfluss an)
- Die Luftfeuchtigkeit im Raum erhöhen (Heizungsluft vermeiden, nasses Handtuch über den Bettgalgen hängen, Fenster auf, ggf. Vernebler nutzen)
- Fruchtbonbons oder Kaugummis regen den Speichelfluss an
- Massage der Speicheldrüsen

Entfernen von Borken und Belägen

- Fettige Substanzen (z.B. Öl, Butter, Sahne) verwenden
- Rosenhonig (aus der Apotheke) und Ananas (aus der Dose) lösen durch Fermente Borken und Beläge
- Mit Salami den Mundraum auswischen (fettet und löst durch die unebene Oberfläche)
- Geringe Menge Brausepulver auf die Zunge geben und mit ein paar Tropfen Wasser benetzen
- Mit sehr weicher Zahnbürste und Mundpflegelösung den Mund sanft ausbürsten

Pflege bei entzündlichen Prozessen im Mundraum

- Gegen Schmerzen: Analgetika (u.U. auch Morphin), anästhesierende Gels oder Lutschtabletten, Eiswürfel lutschen lassen
- Soorbehandlung lokal und ggf. auch systemisch
- Mundpflegelösungen (z.B. mit Panthenol, Salviathymol, Kamillenextrakt)
- Mit Salbeitee (neben der antibakteriellen und antiviruellen Wirksamkeit trocknet er leider auch aus und sollte nicht zu lange angewendet werden) den Mund auswischen oder spülen lassen
- Kamillentee (entzündungshemmend, schmerzlindernd, beruhigend, desinfizierend)
- Thymiantee (durchblutungsfördernd, desinfizierend, desodorierend)
- Bei Zahnfleischentzündungen mehrmals täglich 1 Trpf Sanddornfruchtfleischöl im Mund zergehen lassen
- Bombastus-Mundwasser auf Kräuterbasis wirkt antiseptisch und erfrischend, schmerzt auch bei Rhagaden im Mund nicht (30 Trpf auf 100 ml Wasser)

Bei Mundgeruch

- Mundschleimhaut feucht halten, regelmäßige Mundpflege
- Antiseptische Lösungen (z.B. Betaisodona-Mundspüllösung, Bombastus-Mundwasser (50 Tr auf 100 ml Wasser)
- Mit Salbeitee (neben der antibakteriellen und antiviruellen Wirksamkeit trocknet er leider auch aus und sollte nicht zu lange angewendet werden) den Mund auswischen oder spülen lassen
- Thymiantee (durchblutungsfördernd, desinfizierend, desodorierend)

- Ringelblumentee (desinfizierend, adstringierend, abwehrsteigernd – auch gut gegen Blutungsneigung im Mund- und Rachenraum)
- Chlorophyll-Dragees (wirken lokal und systemisch – verursachen eine Grünfärbung der Zunge)
- Systemische Antibiose

2.1.3 Angehörige mit einbeziehen

Angehörige können sehr gut in die Mundpflege miteinbezogen werden. Gerade in der ambulanten Pflege sind sie oft unverzichtbar für die häufig stündlich notwendige, lückenlose Durchführung der Mundpflege.

Meist sind Angehörige dankbar für die Möglichkeit, dem Betroffenen Gutes tun zu können. Zu berücksichtigen ist aber auch, dass es zu Angst, Ekel, Trauer und dem Bewusstwerden des Krankheitsverlaufs kommen kann. Wichtig ist hier die empathische Begleitung, fachliche Anleitung und emotionale Entlastung durch das Pflegepersonal sowie die Erlaubnis über diese Gefühle zu sprechen

2.2 Symptomlinderung bei Übelkeit und Erbrechen

In der palliativen Situation sind Übelkeit und Erbrechen sehr häufige Symptome, von denen sowohl Menschen mit fortgeschrittenen Tumorerkrankungen als auch Nichttumorerkrankte betroffen sein können. Beide Symptome treten oft kombiniert auf, können aber auch als Einzelsymptome vorkommen. Sie verstärken andere Symptome, wie z. B. Angst, Unruhe, Schlaflosigkeit und Schmerzen.

Übelkeit und Erbrechen werden von Betroffenen und ihrem Umfeld in der Regel in ihrer Bedeutung unterschiedlich wahrgenommen. Häufig leiden Patienten sehr unter ihrer Übelkeit und erleben das Erbrechen als Erleichterung. Pflegekräfte und Zugehörige nehmen die Übelkeit des Betroffenen hingegen oft spät wahr und reagieren daher häufig erst, wenn es zum Erbrechen kommt. Das Erbrechen kann vom Umfeld als gravierende Einschränkung erlebt werden, Gefühle wie Mitleid und Ekel führen unter Umständen einerseits zum Rückzug von Angehörigen aber auch zu sozialer Isolation durch den beschämten und beeinträchtigten Betroffenen selbst.

Latente Übelkeit wird als sehr belastend und einschränkend empfunden. Kaltschweißigkeit, Blässe, Kopfschmerz, schneller Puls, Nahrungsverweigerung und Durchfall sind Begleiterscheinungen von Übelkeit und Erbrechen. Der Betroffene fühlt sich häufig sterbenselend und erlebt seine Symptome als Gradmesser des Fortschreitens seiner Erkrankung. Schuld- und Versagensgefühle belasten den Patienten zusätzlich, da er das liebevoll zubereitete Essen nicht bei sich behält oder die lebensnotwendige Nahrungsaufnahme verweigert.

2.2.1 Erfassung und Einschätzung

Die pflegerische und medikamentöse Therapie von Übelkeit und Erbrechen richtet sich nach den Ursachen beider Symptome. Die Erfassung und Einschätzung der Übelkeit und des Erbrechens durch geschultes Pflegepersonal ist daher sehr wichtig für das weitere Vorgehen.

Die Stärke beider Symptome kann nur der Patient selbst bestimmen. Hierbei können gut die Skalen genutzt werden, die auch bei der Schmerzerfassung zum Einsatz kommen (siehe Kapitel 1). Es gibt aber auch spezifische Symptom-Skalen.

Tabelle 13: Skala für die Symptomstärke bei Übelkeit und Erbrechen.

Erbrechen		Übelkeit
1 = leicht	(1–2 x/24 h)	1 = zeitweise auftretend
2 = mittel	(3–5 x/24 h)	2 = anhaltend > 12 h/24 h auftretend
3 = stark	(6–8 x/24 h)	
4 = sehr stark	(> 8 x/24 h)	

Unabdingbar ist eine offene Kommunikation mit dem Betroffenen und seinen Betreuungspersonen, um die Ursache für Übelkeit und Erbrechen und Möglichkeiten lindernder Maßnahmen herauszufinden.

Tabelle 14: Anamnesefragen.

Anamnese von Übelkeit und Erbrechen	Einschätzung des Erbrechens und des Erbrochenen
• Erfassung des Schweregrades mit Hilfe der Skala • Subjektive Bedeutung für den Betroffenen • Beginn der Übelkeit? • Auslösende Faktoren: Medikamente? Bestimmte Nahrungsmittel o. Getränke (Alkohol?)? Bestimmte Bewegungen o. Liege-/Sitzpositionen? • Anhaltend oder in zeitlichen Abständen immer wiederkehrend? • Begleitsymptome vorhanden? • (Soor, druckempfindlicher Bauch, Obstipation, etc.)	• Zeitpunkt des Erbrechens (bei frühmorgendlichem Erbrechen ggf. Urämie/bei zusätzlich schwallartigem Erbrechen u. Kopfschmerzen ggf. erhöhter Hirndruck. Bei Erbrechen direkt oder auch spät nach der Nahrungsaufnahme ggf. Verengungen oder Verschlüsse im Magen-Darm-Trakt) • Aussehen, Konsistenz, Beimengungen wie Blut, Stuhl oder unverdaute Nahrung? • Linderung nach dem Erbrechen? • Was hat früher Linderung verschafft? • Was verschafft heute Linderung?

Gerade bei Menschen mit eingeschränkter Kommunikation ist auf Begleiterscheinungen wie Blässe, Würgen, Kaltschweißigkeit etc zu achten. Diese Zeichen sind wichtig für die Erkennung von anhaltender Übelkeit.

2.2.2 Ursachen für Übelkeit und Erbrechen

Je nach Ursache der Übelkeit bzw. des Erbrechens kommen unterschiedliche therapeutische Maßnahmen zum Einsatz. Nach der an erster Stelle stehenden kausalen (ursächlichen) Therapie müssen bei unzureichender Ursachenbeseitigung lindernde Maßnahmen ergriffen werden, um die Lebensqualität des Betroffenen zu steigern. Die in dieser Situation verordneten Medikamente wirken an unterschiedlichen Orten des Körpers und variieren je nach Ursache der Übelkeit und des Erbrechens. Eine gute Wahrnehmungsfähigkeit, Fachwissen und Einfühlungsvermögen der Pflegekräfte, sowie die ärztliche Diagnostik sind daher unabdingbar. In der folgenden Abbildung sind die wichtigsten Zentren, die an der Auslösung beider Symptome beteiligt sind zusammenfassend dargestellt.

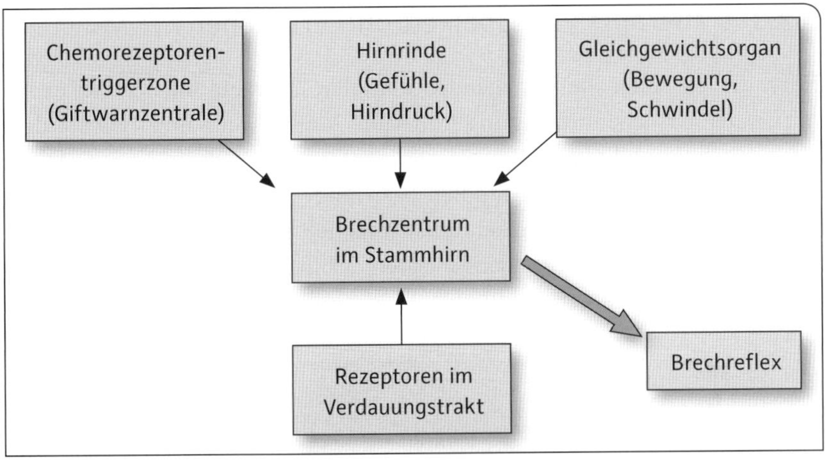

Abb. 3: Auslösende Zentren – adaptiert nach Bausewein (2005).

Eine Reizung der Messfühler im Verdauungstrakt führt zur Informationsweiterleitung an das Brechzentrum, von wo aus dann der Brechreflex eingeleitet wird. Diese Reizung der Rezeptoren kann durch Erkrankungen des Magen-Darm-Traktes entstehen:

- in der Speiseröhre: durch Entzündungen (z. B. Soor, Reflux), Einengungen oder Spasmen
- im Magen: durch Tumore, Entzündungen, Geschwüre oder Einengungen von außen (z. B. durch Aszites)
- im Darm: durch Tumore, Verschlüsse oder Einengungen, Obstipation

Die Giftwarnzentrale (Chemorezeptorentriggerzone) gibt ihre Informationen an das Brechzentrum weiter:

- bei bestimmten Medikamenten, wie Opioiden, Zytostatika, etc.
- bei Elektrolytverschiebungen, metabolischen Veränderungen (z. B. durch Beeinträchtigung der Nieren- oder Leberfunktionen, bei Hyperkalzämie)
- bei Infekten mit Toxinbildung, durch verdorbene Nahrungsmittel, Toxinausschüttenden Tumoren, etc.

Außerdem können erhöhter Hirndruck (z. B. durch Ödeme, Tumore, Blutungen), Störungen des Gleichgewichtsnervs oder auch Emotionen (wie z. B. Angst, Erregung, Ekel) aufs Brechzentrum einwirken und so Übelkeit und den Brechreflex auslösen.

2.2.3 Therapie von Übelkeit und Erbrechen

Nach der an erster Stelle stehenden kausalen Therapie müssen bei unzureichender Ursachenbeseitigung lindernde Maßnahmen ergriffen werden, um die Lebensqualität des Betroffenen zu steigern. Da es im Gegensatz zur Schmerztherapie kaum auf Studien basierende Erkenntnisse zur medikamentösen Therapie von Übelkeit und Erbrechen gibt, beruht der Einsatz der Medikamente auf dem Erfahrungswissen der Experten und den bekannten Wirkorten der einzelnen Medikamente.

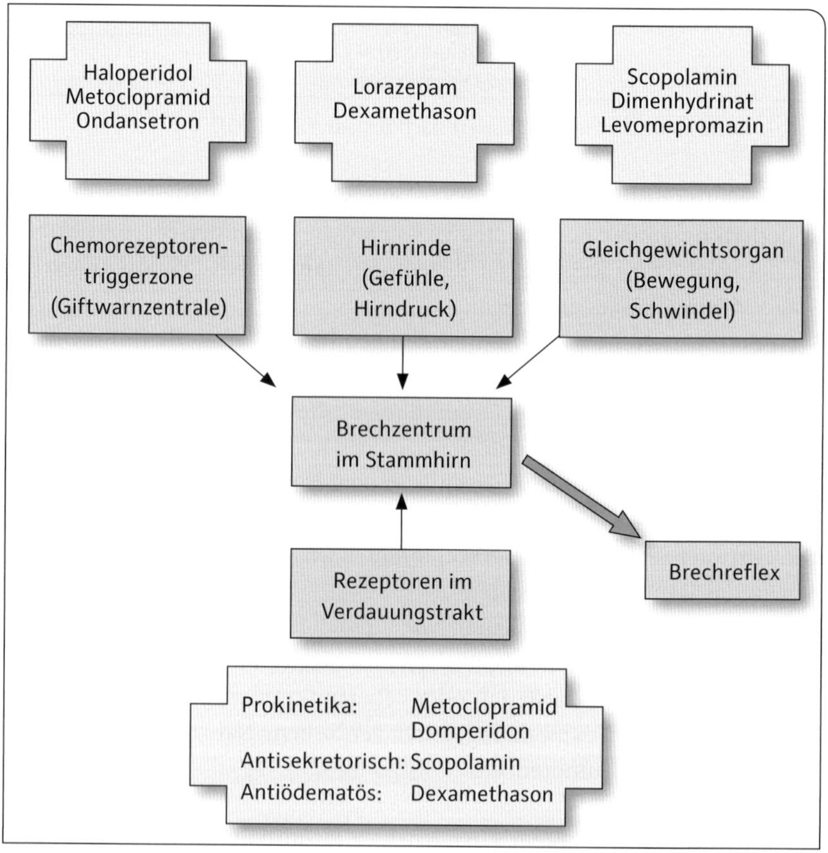

Abb. 4: Medikamente und ihre Wirkorte adaptiert nach Bausewein (2005).

Motilitätsfördernde Antiemetika

- Metoclopramid (z. B. Paspertin®) Fördert als Prokinetikum die Peristaltik (Bewegungen zur Nahrungsweiterleitung) im Verdauungstrakt, wirkt zusätzlich zentral. Hilfreich bei: Gastritis, gastraler Stase, funktioneller Darmobstruktion (fehlender Peristaltik)
- Domperidon (z. B. Motilium) wirkt ähnlich wie Metoclopramid, allerdings ausschließlich im Verdauungstrakt.
- Antiemetika, die in erster Linie in der CTZ (Giftwarnzentrale) wirken:
- Haloperidol (z. B. Haldol®) Hilfreich bei medikamtenbedingter Übelkeit (z. B. Morphin) oder Elektrolytverschiebungen (z. B. Hyperkalzämie, Niereninsuffizienz).
- Setrone (z. B. Zofran®, Kevatril®, Anemet®) wirken an anderen Rezeptorstrukturen als Haloperidol oder Metroclopamid. Hilfreich bei Übelkeit während der Chemotherapie.

Spasmolytisch und sekretionshemmende Antiemetika:

- (Butyl-)scopolamin (z. B. Buscopan®) dämpft das Brechzentrum und die Motilität im Verdauungstrakt. Hilfreich bei Darmkoliken und/oder bei Bedarf der Reduktion von Darmsekreten

Antiemetika, die in erster Linie im Brechzentrum wirksam sind:

- Dimenhydrinat (z. B. Vomex®) Hilfreich bei Problemen im Gleichgewichtssystem und bei intrakraniellem Druck (dann in Kombination mit Steroiden).

Breitspektrum-Antiemetikum:

- Levomepromazin (z. B. Neurocil®) wirkt auf zahlreiche Rezeptorsysteme vor allem im Gleichgewichtszentrum, im Brechzentrum und in der Chemorezeptorentriggerzone. Hilfreich bei vielen Formen von Übelkeit, wenn andere Medikamente nicht ausreichen. Es ist jedoch auch relativ nebenwirkungsreich.

Tranquilanzien (z. B. Tavor) dämpfen das Zentralnervensystem. Hilfreich bei Erregungszuständen, Stress und Ekel.

Bitte beachten!

- Medikamentöse Therapien bedürfen einer ärztlichen Verordnung.
- Es sollte sofort auf Übelkeit reagiert werden – nicht erst wenn sich der Betroffene übergeben muss.
- Fast alle der o.g. Medikamente können von der oralen auf die intravenöse Gabe umgestellt werden. Sollte eine Gabe über kontinuierliche subkutane Infusion notwendig werden, können z. B. Haloperidol oder (Butyl)scopolamin verabreicht werden.
- Antiemetika (Mittel gegen Übelkeit) müssen prophylaktisch gegeben werden.
- Bei dauerhafter Übelkeit sollte eine regelmäßige Medikamenteneinnahme erfolgen. Diese ist der Wirkdauer des Medikamentes anzupassen. Zusätzlich sollte für durchbrechende Übelkeit eine Bedarfsmedikation verordnet sein.
- Die orale Gabe ist anderen Verabreichungsformen vorzuziehen, solange dies möglich ist.
- Domperidon hat weniger ZNS-Nebenwirkungen im Vergleich zu Metoclopramid und ist daher auch bei Parkinson einsetzbar.
- Prokinetika (z. B. Metoclopramid) regen die Peristaltik im Magen-Darm-Trakt an und können Durchfälle zur Folge haben. Bei bestehenden Stenosen oder Verschlüssen können sie starke Schmerzen und Krämpfe auslösen.
- Die Wirkung von Prokinetika wird durch Anticholinergika (z. B. Butylscopolamin) aufgehoben – nicht gemeinsam verordnen!
- Kortikoide nicht abends verabreichen, da es durch die stimulierende Wirkung zur Störung der Nachtruhe kommen kann!
- Bei Therapieversagen ist die Kombination mehrerer Medikamente mit unterschiedlichem Rezeptorprofil eine gute Möglichkeit um Erfolg zu erzielen.

Stufenschema[3]

Das nachfolgend dargestellte Stufenschema des Palliativmediziner Klaschik zur Behandlung von Übelkeit und Erbrechen bei Opioidgabe lässt sich zwar nicht durch Studien stützen, hat sich aber in langjähriger praktischer Erfahrung bewährt.

1. Haloperidol
2. Metoclopramid
3. Haloperidol + Metoclopramid
4. Haloperidol + Domperidon
5. Haloperidol + Domperidon + Ondansetron

2.2.4 Pflegerische Maßnahmen

Die Individualität des Betroffenen und seiner Situation steht bei der pflegerischen Begleitung im Vordergrund. Durch eine einfühlsame und offene Kommunikation mit dem Patienten, seinen Zugehörigen und innerhalb des interdisziplinären Teams müssen einheitliche und entlastende Maßnahmen gemeinsam erarbeitet werden, die die Lebensqualität des Betroffenen und seiner Zugehörigen positiv beeinflussen. Kann der Betroffene sich nicht selbst äußern, gilt es, seine früheren Strategien im Umgang mit vergleichbaren Situationen biografisch zu erarbeiten. Hier ist das Team zusätzlich auf eine gute Krankenbeobachtung und Reflexion eingeleiteter Maßnahmen angewiesen.

Die Beseitigung und Verhinderung auslösender Ursachen steht hierbei im Vordergrund. So sollten unangenehme Gerüche durch Lüften, adäquate Wundversorgung und ggf. frische Düfte beseitigt werden. Eine ruhige, ansprechend gestaltete Umgebung wirkt stresslindernd. Besucherströme sollten kanalisiert und störende Geräuschekulissen beseitigt werden, um eine Überforderung des Betroffenen zu vermeiden.

---

3 http://www.westpfalz-klinikum.de/westpfalz-klinikum/content/e15882/e15878/e16658/e20212/e20221/Tumorschmerztherapie.pdf, vom 18.10.2010

Für Sicherheit sorgt die Bereitstellung geeigneter Pflegehilfsmittel (z. B. Zellstoff, Spucktüte, Eimer) in Reichweite und die Anwesenheit vertrauter Personen. Die Lagerung sitzend oder seitlich ist für viele Betroffene hilfreich, wobei der Patient selbst meist am Besten weiß, welche Position ihm Linderung verschafft. Eine entlastende Lagerung in Bezug auf die Ursache der Übelkeit und des Erbrechens sollte im Team ermittelt und dem Betroffenen angeboten werden. (z. B. Lagerung auf der linken Seite bei Lebermetastasen). Dies ist besonders sinnvoll, wenn kommunikationseingeschränkte Menschen versorgt werden.

Menschen, die unter Übelkeit und Erbrechen leiden, lehnen häufig die Nahrungsaufnahme ab. Dies gilt es zu respektieren. Hier steht die Angehörigenarbeit und Aufarbeitung ihrer Ängste für das behandelnde Team im Vordergrund. Wunschkost sollte ermittelt und angeboten werden – GENUSS statt MUSS! Kleine Portionen appetitlich angerichtet werden in der Regel besser akzeptiert als normal aufgefüllte Tabletts. Kalte Speisen werden bevorzugt, das Lutschen von kleinen Eiswürfeln aus Säften oder Tees kann Übelkeit lindern.

Die Aufklärung des Betroffenen und seiner Angehörigen über die Entstehung und Behandlungsmöglichkeiten beider Symptome, Art und Notwendigkeit der Bedarfsmedikation, mögliche Dosiserhöhungen und mögliche Nebenwirkungen kann ihren Umgang mit dieser schwierigen Situation deutlich erleichtern. Ängste, Sorgen, Mitleid und Ekel sind mögliche Gefühle aller Beteiligten. Emotionale Entlastung bieten offene, von Erlaubnissen geprägte Gespräche im Team und im Angehörigenkontakt.

Das multiprofessionelle Team

Die Kombination von guter Erfassung und Einschätzung der Übelkeit und des Erbrechens, Begleitumständen, der Ursachensuche und dem Ineinandergreifen medikamentöser und nicht medikamentöser Maßnahmen ist die Vorraussetzung für einen palliativen Umgang mit diesen Symptomen.

Kein Einzelkämpfer kann das erreichen, was einem Team mit guter interprofessioneller Zusammenarbeit gelingt!

2.3 Symptomlinderung der Atemnot und anderer Respirationsprobleme

Alle die Atmung betreffenden Probleme werden zusammengefasst als respiratorische Symptome bezeichnet. Bei Palliativpatienten zählen hierzu vor allem Atemnot (Dyspnoe), Terminales Rasseln (Todesrasseln) und Husten. In der letzten Lebenswoche kommt es bei 70 % der Sterbenden zu respiratorischen Problemen (vgl. Kerscher 2007).

Dyspnoe ist das subjektive Gefühl, nicht genügend Luft zu bekommen. Das Gefühl entsteht in der Regel durch erhöhte Atemarbeit bei unzureichender Atemreserve. Es geht meistens mit Angst einher und wird bei starker Ausprägung als ein existenziell bedrohliches Symptom wahrgenommen. Panik und Todesangst führen zu einer Verschlimmerung der Luftnot. Es entsteht ein Kreislauf, den es unbedingt zu durchbrechen gilt. Atemnot ist ein subjektives Symptom, das man dem Betreffenden nicht immer ansieht!

Ringt ein Schwerstkranker hektisch nach Luft, wirkt dies auf die Umgebung »ansteckend«. Es ist wichtig, Ruhe zu bewahren und Ruhe auszustrahlen. Angehörige sind beim Auftreten von Atemnot meist zutiefst beunruhigt, sie nehmen Atemprobleme als akut lebensbedrohlich wahr. Auch sie benötigen vom Betreuerteam Aufmerksamkeit, Informationen und Entlastung.

Grundsätzlich sollte Atemnot medizinisch abgeklärt werden. Allerdings kann auf eine ausgedehnte Diagnostik in der palliativen Situation meist verzichtet werden, da sich keine sinnvolle therapeutische Konsequenz ergeben würde. Eine symptomorientierte Therapie darf durch keine diagnostische Maßnahme verzögert werden.

Eine ganze Reihe von Ursachen kann zu Atemnot führen, wie ein Bronchialkarzinom bzw. Lungenmetastasen, chronische Bronchitis, Lungenemphysem, ausgeprägter Aszitesbefund, Lungenentzündung, Pleuraerguss, Anämie, Schädigung der Lunge durch Chemo- oder Strahlentherapie, Herzinsuffizienz (besonders Linksherzinsuffizienz, durch unzureichende Pumpleistung des linken Herzens mit Blutrückstau in die Lunge), Schwäche der Lungenmuskulatur bei Kachexie oder auch starke Schmerzen können die Atmung einschränken. In der letzten Lebensphase können auch gravierende Stoffwechselstörungen (azidotische Dyspnoe: durch Abatmen von CO_2 versucht das Atemzentrum eine Übersäuerung des Blutes zu mildern), fortschreitende Lähmungen der Atemmuskulatur und psychische Gründe (Angst, Enge, Einsamkeit) zu Atemproblemen führen.

Pflegerische Beobachtung und Dokumentation

- Atemfrequenz und/oder -tiefe, Atemschema, Atemgeruch
- Selbsteinschätzung des Symptoms durch den Betreffenden (keine, leichte, mittlere, starke Luftnot)
- Atemgeräusche (Stridor, rasselnd, pfeifend, brodelnd)
- Beobachtung des Gesichtsausdrucks und der Hautfarbe/Zyanose?
- Beobachtung der Bewusstseinslage
- Wirkung des Gesamteindrucks (Stress?)

Nichtmedikamentöse Maßnahmen bei Atembeschwerden

- Leichte, nicht einengende Kleidung
- Beruhigung durch Anwesenheit
- Kühle Raumtemperatur, offenes Fenster, Ventilator, geräumiges Zimmer, Blick ins Freie
- atemerleichternde Lagerung/Körperhaltung: Sitzen mit leicht vorgebeugtem Oberkörper, Arme auf Kissen abstützen, damit die Atemhilfsmuskulatur bestmöglich genutzt werden kann. Beim sog. Kutschersitz wird die Atemfläche durch die Dehnung des Brustkorbes vergrößert, wodurch eine tiefe Atmung begünstigt wird. Durch das Aufstützen der Arme wird der Brustkorb zusätzlich vom Gewicht der Schultergürtel befreit. Durch diesen Sitz kann sich der Patient bei akuter Atemnot Erleichterung verschaffen. Außerdem wird das Abhusten von angestautem Sekret begünstigt (vgl. Seel 2003)
- Angepasster Einsatz von Kraftreserven, Ruhepausen nach Bedarf
- Atemübungen/Entspannungstherapie, Ablenkung durch Musik, Erzählen etc.
- Bei der Kontaktatmung werden die Hände auf den Brustkorb des kurzatmigen Patienten gelegt, ihm wird signalisiert, dass er nicht alleine ist, und er wird zum bewussten Atmen aufgefordert. (Seel, 2003)
- Manuelle sekretlösende Maßnahmen durch Abklopfen und Vibrationsmassage des Rückens lösen festsitzenden Schleim. Die Atemstimulierende Einreibung (ASE) stammt aus der Basalen Stimulation und verhilft

zu einer gleichmäßigen, entspannten und tiefen Atmung. Durch kreisende Bewegungen auf dem Rücken führt die rhythmische Einreibung zu angleichenden Atemphasen mit dem Ausführenden.
- Ätherische Öle, wie Pfefferminz, Lavendel, Eukalyptus, Thymian oder Fichtennadel werden zum Teil über die Haut aufgenommen, gelangen vor allem jedoch über die Atmung zu den Lungen, wo sie den Schleim lösen, entzündungshemmend wirken oder beruhigen.

Bei der dosierten Lippenbremse atmet der Patient bei geschlossenem Mund über die Nase ein und lässt Atemluft zwischen den aufeinanderliegenden Lippen leicht und ohne Anstrengung entweichen. Dadurch wird der Druck in den Atemwegen künstlich erhöht, wodurch einem Kollaps der Bronchien und Alveolen vorgebeugt wird. Die Ausatmung wird verlängert und gleichzeitig ein Reiz zum einfacheren und tieferen Einatmen gesetzt. Der Patient sollte die Technik der Lippenbremse einüben und so gut beherrschen, dass er sie zu Beginn einer Atemnot einsetzen kann. Dadurch kann unter Umständen einer akuten Dyspnoe entgegengewirkt werden (vgl. Schäffler 1997).

2.3.1 Medikamentöse Therapie

Neben der Bereitstellung von speziellen Bedarfsmedikamenten wie Morphin, Fentanyl nasal (Instanyl-Spray®) und Lorazepam (Tavor®) für die Atemnotattacke steht die individuelle symptomatische Therapie im Vordergrund.

Wegen der Wirkung von Morphin auf das limbische System kommt es zu vermehrter Gleichgültigkeit und Distanzierung. Über eine Dämpfung des Atemzentrums wird der Atemantrieb gesenkt – eine rasche, oberflächliche Atmung wird ruhiger, langsamer und tiefer. Eine Ökonomisierung der Atemarbeit wird erreicht. Eine Reduktion des Widerstandes im kleinen Kreislauf führt zur Entlastung des Herzens (vgl. Huseboe 2004). Bei 70 % der Betroffenen tritt eine Verbesserung der Atemnot auf, auch bei Schwerkranken, die Morphin bereits als Dauermedikation erhalten (vgl. Roller 2000). Die Angst vor Atemdepression ist bei sachkundiger Anwendung unbegründet. Bei »morphin-naiven« Patienten sollte mit einer Dosierung von 5–10 mg Morphin begonnen werden. Erhält ein Patient bereits Opioide zur

Schmerztherapie, wird die Dosierung nach ärztlicher Anordnung bei Auftreten von Dyspnoe zur Symptomlinderung in der Regel um 50 % erhöht werden (vgl. Huseboe & Klaschik 2006). Bei entspannter tiefer Atmung kann Kohlendioxid viel besser abgeatmet werden.

Weitere medikamentöse Therapiemöglichkeiten:

- Furosemid zum Ausschwemmen von Wasseransammlungen
- Antibiotika bei Entzündungen in der Lunge
- Einsatz von Bronchodilatoren mit bronchienerweiternden Substanzen bei einengenden (obstruktiven) Atemwegserkrankungen/Spastik (z. B. Berodual®-Aerosol oder Theophyllin-Tabletten)
- Mucolytika bei vermehrter Schleimproduktion oder zähem Schleim, damit sich das Sekret verflüssigt und das Abhusten erleichtert wird (z. B. ACC®, Mucusolvan® – Beachte: Sekretlöser nicht zu Nacht verabreichen)
- Kortikosteroide wirken entzündungshemmend und antiödematös (z. B. Fortecortin® Tbl. oder Pulmicort® zum Inhalieren)
- Codein wirkt hustenstillend, weswegen es gerade zur Nacht eingesetzt wird.
- Medikamente gegen Angst und Unruhe, wie Lorazepam (Tavor®) bzw. das dreimal stärker wirkende Midazolam (Dormicum®) reduzieren das Empfinden von Atemnot
- Levomepromacin (Neurocil®) oder Promethazin (Atosil®) wirken sedierend, entspannend und angstlösend.

Eine Sauerstofftherapie sollte nur bei bestehender Sauerstoffunterversorgung (Hypoxie) eingeleitet werden oder wenn der Patient einen deutlichen Nutzen von der O_2-Gabe hat. Bei Palliativpatienten liegt meist eine Schwächung der Atemmuskulatur vor und nicht eine Sauerstoffunterversorgung im Organismus.

Eine intermittierende Gabe ist der kontinuierlichen Verabreichung vorzuziehen (vgl. Kercher 2007). Häufig wird Sauerstoff sehr unreflektiert angeboten. Atemnot verbunden mit Zyanose ist eigentlich die einzige Indikation für die Verabreichung von Sauerstoff. Viele Patienten sind sehr fixiert auf Sauerstoffgaben über O_2-Sonde oder -Maske und empfinden es bei Atemschwäche als beruhigend und erleichternd, was in der Regel allerdings lediglich einem Placeboeffekt entspricht (vgl. Kränzle 2006). Durch Zuführen von Sauerstoff kann der Atemantrieb in kontraproduktiver Weise gemindert werden. Dies trifft besonders auf Patienten mit chronischen Lungenerkrankungen zu, die bereits an hohe Kohlendioxid-Werte gewöhnt sind.

Nachteile bei der Sauerstofftherapie ergeben sich auch durch die bedingte Austrocknung der Atemwege, den eingeschränkten Bewegungsradius durch das Angewiesensein auf das Sauerstoffsystem sowie natürlich auch Störungen aufgrund der Geräusche (besonders bei den O_2-Konzentratoren), die durch die Applikation entstehen und durch die sich ergebenden Einschränkungen in der Kommunikation für die Betreffenden.

2.3.2 Weitere Therapiemaßnahmen

Bei massivem Aszites oder bei ausgedehnten Pleuraergüssen kann eine Punktion, auch in der Terminalphase, zu einer deutlichen Beschwerdelinderung der Atemnot führen. Durch eine palliative Bestrahlung eines Lungentumors bzw. von Lymphknotenmetastasierungen des Mediastinums kann eine Tumorverkleinerung erreicht werden, was sich positiv auf die Atmung auswirkt.

Eine Tracheotomie bei Verlegung der oberen Atemwege ist kritisch zu hinterfragen. Weitere operative Vorgehensweisen, wie Stenteinlagen in die Luftröhre, Laserabtragung von im Bronchus liegenden Tumormassen usw. müssen immer individuell abgewogen werden. Eine Transfusion von Erytrozythrozyten bei Anämie muss im Einzelfall entschieden werden: Sie hat positive Auswirkungen auf die Sauerstoffversorgung im Körper und mindert dadurch Luftnot.

Palliativpatienten mit schwindender Atemreserve und Atemnot benötigen die Gewissheit, dass bei notfallmäßiger Verschlechterung unverzüglich Hilfe abrufbar ist. Bei zunehmender Atemnot kann die Kohlendioxidkonzentration im Blut so stark ansteigen, dass das Bewusstsein zunehmend eintrübt. Bei einer solchen sog. Kohlendioxidnarkose gleitet ein Sterbender qualfrei in den Schlaf hinüber und er nimmt ein Ersticken nicht wahr (vgl. Albrecht 2007).

Wenn durch Luftnot in der Finalphase ein unerträglicher Leidensdruck beim Schwerstkranken besteht und keine anderen Therapieoptionen zur Symptomlinderung bestehen, kann in Extremfällen eine palliative Sedierung in Absprache mit dem Betroffenen eingeleitet werden. Das Bewusstseinsniveau des Sterbenden wird hierbei schrittweise vertieft, mit dem Ziel, Leiden zu lindern – jedoch nicht, um das Leben zu verkürzen (vgl. Meuret 2008).

2.3.3 Unterstützung bei Husten

Der Hustenreiz stellt zunächst einmal einen Schutzreflex des Menschen dar; durch den kräftigen Ausstoß der Atemluft bei geöffneter Stimmritze werden störende Stoffe herausgebracht. Als Reinigungsmechanismus können größere Mengen im Bronchialschleim aufgenommener Fremdstoffe effektiv ausgesondert werden. Über hinführende (afferente) Nervenbahnen wird der Reiz zum Hustenzentrum in der Medulla oblongata (verlängertes Rückenmark) des Hirnstamms weitergeleitet. Wird ein bestimmter Schwellenwert überschritten, löst das Hustenzentrum über ausführende (efferente) Nervenbahnen den Reflex und damit den Hustenreiz aus. Hustenrezeptoren befinden sich in den oberen und unteren Atemwegen, in der Speiseröhre, im Magen, Pleura, Leber und im Zwerchfell. Stärkerer Husten ist immer ein Zeichen einer Beeinträchtigung der Atemwege.

Husten wird bedingt durch das Tumorleiden selbst oder verursacht durch die Tumortherapie (Lungenfibrose nach Bestrahlung), tritt auf bei Infektionen der Luftwege, als Folge von Aspirationen, kann ein Begleitsymptom bei Herzinsuffizienz sein (durch den Flüssigkeitsrückstau im Lungenkreislauf) oder im Zusammenhang mit einer Lungenembolie auftreten.

Starker Husten kostet den Patienten viel Kraft, stört seinen Schlaf, verstärkt das Gefühl, nicht genug Luft zu bekommen oder kann sogar Ängste auslösen, am massiven Schleim ersticken zu müssen, und hat somit unmittelbare Auswirkungen auf die Lebensqualität.

Bei der Behandlung von Husten sollte, wenn in der palliativen Situation möglich und sinnvoll, eine ursächliche Therapie angestrebt werden. Wird eine rein symptomatische Beschwerdelinderung angestrebt, reichen z. T. nicht-opioide wirksame Hustenstiller, wie z. B. Wirkstoffe Pentoxyverin (Silomat®- Tropfen) oder Dextromethorphan (Silomat®-Lutschpastillen), die durch eine Erhöhung der Reizschwelle im Hustenzentrum eine hustenstillende Wirkung ermöglichen.

Zum Stillen von sehr stark quälendem Hustenreiz werden zentral wirkende Präparate eingesetzt, die die Reizschwelle im Hustenzentrum bzw. in den Atemwegen heraufsetzen und als Hustenblocker (Antitussiva) fungieren. Zu dieser Gruppe gehören Codein (Codipront®), Dehydrocodein (Paracodin®) und Hydrocodon (Dicodid®), ggf. werden auch mehrmals täglich Morphingaben verabreicht.

Hat ein Lungenbefund eine entzündlich-ödematöse Komponente, wirken Steroide (Dexamethason) oft hustenlindernd.

Grundsätzlich wird zwischen trockenem Reizhusten und produktivem Husten unterschieden. Während beim produktiven Husten durch auswurffördernde Mittel das Abhusten des Schleimes angeregt wird, um so die Hustenquelle zu beseitigen, versucht man beim trockenen Reizhusten durch o.g. Hustenblocker den Reiz zu unterbinden. Zur Verflüssigung von schwer abzuhustendem Lungensekret sollte auf eine ausreichende Trinkmenge geachtet werden. Verschiedene Tees, wie Lindenblütentee, Thymiantee, Spitzwegerichtee, wirken schleimlösend. Zu den wichtigsten pflanzlichen Arzneimitteln, die das Bronchialsekret verflüssigen, gehören Extrakte aus Thymiankraut und Efeu.

Als Schleimlöser werden zur Unterstützung des Abhustens Mittel wie Acetylcystein (ACC®, Fluimucil®, NAC®) und Ambroxol (Mucosolvan®) eingesetzt. Bei trockenem Raumklima sollte auf Luftbefeuchtung geachtet werden.

Bei belastender Hypersekretion der Atemwege sollte zunächst die Flüssigkeitszufuhr auf das notwendige Maß gedrosselt werden. Die Substanz Botylscopolamin gehört zur Gruppe der Anticholinerika, es vermindert u. a. die Sekretproduktionen.

2.3.4 Palliativpflege bei einer Rasselatmung

Die Rasselatmung (geräuschvolle Respiration) entsteht bei bewusstlosen oder bewusstseinseingetrübten Patienten mit reduziertem oder erloschenem Schluck- und Hustenreflex. Sie tritt häufig in der Finalphase auf und stellt meist für das Umfeld ein stark belastendes Symptom dar, weniger für den Patienten selbst. Das rasselnde Atemgeräusch entsteht durch nicht abgehustete Sekretansammlungen aus dem Bronchialsystem, die in der Stimmritze hin- und herbewegt werden. Damit Angehörige die Rasselatmung richtig einordnen können, ist eine gute Aufklärung wichtig (vgl. Kränzle 2006).

Das Absaugen von Sekret aus dem Bronchialtrakt ist nicht sinnvoll und sollte unterbleiben! Neben einer (frühzeitigen) Reduktion von Infusionslösungen können zur Sekretreduktion Scopolamin (0,1–0,3 mg s. c./Scopoderm® TTS-Pflaster 1,5 mg) oder Buscopan® (20 mg s. c. oder Supp. alle vier Stunden) eingesetzt werden. Alternativ werden außerdem »Off-Label-Use« (zulassungsüberschreitender Einsatz) in der Praxis Bero-Scopol N® Augentropfen auf die Zunge gegeben (alle 4 Stunden 4 Tropfen sublingual), um das rasselnde Atemgeräusch während der In- und Exspiration zu vermindern.

Eine leichte Seitenlagerung des sterbenden Patienten kann ein Abfließen von Lungensekreten begünstigen. Es sollte darauf geachtet werden, dass der Kopf in Rückenlage nicht zu sehr überstreckt positioniert ist, da die zurückfallende Zunge die Atmung behindern kann.

2.4 Behandlung der Obstipation

Ein Drittel der Bevölkerung in den westlichen Industriestaaten leidet zeitweise unter Obstipation, verbunden mit Völlegefühl und Unwohlsein. Für 60 % der Palliativpatienten gilt es als ein hartnäckiges Symptom; in Kombination mit der Verabreichung einer Opioidtherapie steigt die Rate der Betroffenen sogar auf 90 % an. Die normale Stuhlfrequenz reicht von 1–3 Mal pro Tag bis zu 2 Mal pro Woche.

Neben dem Stuhlverhalt wird Obstipation als Passage von wenig und/oder hartem Stuhl, der unregelmäßig, schwierig und mit Beschwerden abgesetzt wird, beschrieben. Das Hauptanliegen in der Vorbeugung oder Behandlung von Obstipation liegt nicht in hoher oder unbedingt täglicher Stuhlfrequenz, sondern in stressfreier Regelmäßigkeit und beschwerdefreier Stuhlentleerung (vgl. Schubert & Schuler 2006). Daher sollten Laxanzien regelmäßig bei Bedarf gegeben werden und nicht erst bei massiver Verstopfung.

Ursächliche Faktoren von Obstipation (häufig multifaktoriell)

- Ballaststoffarme Ernährung, reduzierte Nahrungsaufnahme (durch verlängerte Verweildauer des Darminhalts kommt es zu Wasserentzug und Eindickung des Stuhls)
- Zu geringe Flüssigkeitsaufnahme; erhöhter Verlust durch Erbrechen, Fieber
- Immobilität und Schwäche (Unvermögen Bauchpresse einzusetzen)
- Schmerzen, insbesondere bei der Defäkation (Hämorrhoiden, Analfissuren)
- Passagebehinderung des Magen-Darm-Traktes durch Verwachsungen/ Vernarbungen bzw. Einengung durch einen Tumor oder Schädigung der Nervenstrukturen, die für die Darmbeweglichkeit mitverantwortlich sind
- Nebenwirkung von Medikamenten (u. a. Opioide, Diuretika, Antidepressiva, Odansetron, Butylscopolamin, Sedativa)
- Biochemische Störungen (u. a. Urämie, Hyperkalzämie)
- Psychische Faktoren, wie Scham, Mehrbettzimmer, Verrichtung der Notdurft im Bett, erforderliche Hilfestellungen beanspruchen zu müssen

2.4.1 Obstipation erfassen

Das regelmäßige Fragen nach Darmentleerungen und eine aufmerksame Krankenbeobachtung sind unumgänglich für ein wirksames Vorgehen bei Obstipation. Zum Stuhlassessment gehören:

- Stuhlfrequenz (wann zuletzt abgeführt?) und Stuhlbeschaffenheit (Menge, Konsistenz, Beimengungen, Farbe)
- Schmerzen oder Krämpfe beim Abführen, Unterbauchbeschwerden
- Sind Hilfsmaßnahmen erforderlich für die Defäkation?
- Völlegefühl, Appetitlosigkeit, Übelkeit
- Blähungen, gehen Winde ab?
- Ggf. Austastung des Rektums: Verstopfen verhärtete Kotballen den Ausgang, können paradoxe Diarrhöen auftreten, wobei die Ampulle stark gefüllt ist (vgl. Schubert & Schuler 2006).

2.4.2 Symptombehandlung

Im Vordergrund des Symptommanagements bei Obstipation steht eine individuelle regelmäßige, möglichst sanfte und vorausschauende Behandlung von Darmentleerungsstörungen. Umfangreiche Maßnahmen zur Stuhlregulierung stellen für Palliativpatienten eine enorme Kraftanstrengung dar.

Von den über 65-jährigen Menschen nehmen 50 % regelmäßig Abführmittel (Laxanzien) ein. Laxanzien (laxare = lockern) sind Substanzen, die die Defäkation beschleunigen. Es gibt eine Reihe von pflanzlichen und chemischen Substanzen die bei Obstipation eingesetzt werden. Hierbei werden im Wesentlichen vier Substanzklassen sowie rektale Laxanzien unterschieden.

1. Quell- und Faserstoffe

Zu der Gruppe der Quell- und Faserstoffe gehören Flohsamen (Metamucil®), Leinsamen und Weizenkleie. Zu den bekannten Präparaten gehört Agiolax®-Granulat, dieses Abführmittel beinhaltet neben indischen Flohsamen noch Sennesfrüchte. Quellstoffe reichern den Stuhl mit unverdaulichen Faserstoffen an, durch Aufquellung nimmt das Volumen im Darm zu, was die Darmpassage anregt. Für diesen Vorgang muss mindestens 1,5 l getrunken werden, was in der palliativen Situation oft nicht möglich ist. Wird nicht genug Flüssigkeit aufgenommen, wirken Quell- und Faserstoffe verstopfend bis zementierend (vgl. Schmid 2006).

2. Darmbeweglichkeit stimulierende Abführmittel

Diese Mittel hemmen die Resorption von Flüssigkeit und Natrium im Dickdarm und bewirken gleichzeitig eine aktive Sekretion von Wasser und Elektrolyten, wie Kalzium und Kalium. So wird über eine Volumenzunahme des Darminhalts der Füllungsdruck im Darm verstärkt und die Darmperistaltik angeregt. Der Stuhl bleibt weicher, da die Passagezeit verkürzt ist und dadurch weniger Flüssigkeit entzogen wird. Bei Patienten mit Verwachsungen oder hartnäckiger Verstopfung können nach Einnahme von stimulierenden Abführmitteln kolikartige Schmerzen auftreten (vgl. Schuler & Schubert 2006) Stimulanzien aktivieren die glatte Muskulatur der Darmwand. Der Wirkungseintritt bzw. die Reaktionszeit ist bei den folgenden Präparaten recht unterschiedlich und muss bei der Verabreichung unbedingt beachtet werden.

So wirken Bisacodyl (z.B. Dulcolax®-Drg.) erst nach 6–10 Stunden, Senna (z.B. Liquidepur®) etwa nach einer Einwirkzeit von 8 Stunden. Der Wirkungseintritt bei Rizinusöl (z.B. Rizinuskapseln Pohl®) tritt bereits nach 2–6 Stunden ein (vgl. Kern 2006). Auch das häufig eingesetzte Laxans Natriumpicosulfat (z.B. Laxoberal®, Laxans-ratiopharm Pico®) zeigt erst nach 6–12 Stunden den erwünschten Effekt.

3. Osmotisch wirkende Abführmittel

Osmotischwirkende Abführmittel sind Salze (salinische Abführmittel, wie Glaubersalz/Natriumsulfat oder Bittersalz/Magnesiumsulfat), Milchzucker (Laktose) oder Zuckeralkohole (wie Mannit oder Sorbit) und Magrogele (Polyethylen-Glykol). Alle diese abführend wirkenden Mittel werden vom Körper kaum aufgenommen, sondern verbleiben im Darm. Die salinischen oder osmotischen Substanzen halten Wasser im Darm zurück, durch Aufquellung nimmt der Darminhalt zu, der Druck auf die Darmwand wird vergrößert und so die Peristaltik angeregt. Der Geschmack von Glaubersalz und Bittersalz ist sehr unangenehm, hinzukommt, dass sie sehr rasch und rasant wirken, weswegen sie i. d. R. zu belastend für Palliativpatienten sind.

Zucker und Zuckeralkohole werden im Darm von der Darmflora vergärt und führen zu einer Erhöhung des Säuregehaltes. Dadurch können vermehrt Darmgase entstehen, was zu starken Blähungen führen kann. Lactose (z.B. Bifiteral®), Galaktose und Lactulose regen den Dickdarm an und halten Wasser zurück, was zur Erweichung der Stuhlmasse führt. Der Wirkungseintritt kann individuell stark schwanken, er liegt meist zwischen 24 und 48 Stunden. Lactulose kann mit anderen Speisen (z.B. Fruchtmus, Joghurt, Müsli) gemischt werden.

In erster Linie Magrogol gehört in der Palliativmedizin zum besonders geeigneten Mittel zur Obstipationsprophylaxe, da das Mittel über günstige Wirkungseigenschaften und geringe Nebenwirkungen verfügt. Zu dieser Gruppe gehört Macrogol 3350 (Movicol®), das optimal bei opioidbedingter Obstipation über lange Zeit verabreicht werden kann.

Bei Therapiebeginn mit Magrogol tritt die Wirkung allerdings erst nach 1–3 Tagen (Dauer einer Darm-Transitzeit), in der Erhaltungstherapie dann nach 8–24 Stunden. Die übliche Dosierung sind 2–3 Portionsbeutel in je

150 ml Wasser am Tag. Je nach Erfolg kann Magrogol auf bis zu 7 Beutel am Tag gesteigert werden. Magrogol kann auch in Säfte eingerührt werden.

Das jodhaltige Röntgenkontrastmittel Gastrografin® (Amidtrizoesäure) wirkt durch hohe osmotische (hyperosmolare) Wasserbindung im Darmlumen extrem abführend. Gastrografin® sollte für besonders hartnäckige Obstipation vorbehalten werden, um eine Stuhlregulierung wieder in Gang zu bringen.

4. Gleitmittel

Gleitmittel die zum Abführen eingesetzt werden sind ölige Substanzen (Paraffinöl, Glycerin), die den Stuhlgang aufweichen, die Stuhloberfläche benetzen und ihn gleitfähiger machen. Bei fehlender Bauchpresse verhelfen Gleitmittel zum leichteren Stuhlgang. Paraffinpräparate (Obstinol mild®, Agarol N®) sind Emulsionen, die meist nach einigen Stunden zum Stuhlgang verhelfen. Bei Patienten mit Schluckstörungen werden schwerwiegende Lipidpneumonien befürchtet, wenn Paraffin aspiriert werden sollte. Teilweise wird umgangssprachlich als Abführmaßnahme ein »Spiegelei« verordnet, damit sind 100 ml Obstinol®-Emulsion plus 1 Drg. Laxoberal® gemeint. Bei Bedarf wird, wenn der Erfolg ausbleibt, nach einer Stunde 50 ml Obstinol nachgereicht.

Rektale Entleerungshilfen; Laxanzien mit Wirkung auf den Defäkationsreflex

- Hat ein Patient mehrere Tage keinen Stuhlgang abgesetzt, sollten ein Klistier oder ein Einlauf weiteren oralen Abführmitteln vorgezogen werden.
- Zu den rektalen Laxanzien zählen Abführzäpfchen und Einläufe mit stimulierender und aufweichender Wirkeigenschaft. Sie wirken meist innerhalb von 15–60 Minuten.
- Manche Patienten empfinden generell rektale Abführmittel als unangenehm, deswegen sollten zunächst orale Laxanzien eingesetzt werden. Hohe Einläufe mit 1 l Wasser und 20 ml Glycerin mittels Darmrohr und Schwenkverfahren stellen eine große Kreislaufbelastung und Strapaze für Palliativpatienten dar. Schonender ist die Alternative eines Hebe-Schwenkeinlaufs mit 500 ml warmer Vollmilch und 2 Essl. Honig zur vollständigen Entleerung des Dickdarms (vgl. Kern 2000).

- Harte Stühle können mit Gleitmittel aus Glycerin-Suppositorien (Glycilax®-Zäpfchen) aufgeweicht werden.
- Bisacodyl® und Dulcolax® Zäpfchen sind synthetische Irritantien, die den Darm stimulieren und auf den Defäkationsreflex einwirken. Sie können nur wirken, wenn sie mit der Darmschleimhaut in Berührung kommen. In der Praxis wird häufig gleichzeitig die Kombination von Glycerin-Zäpfchen und stimulierend wirkenden Abführzäpfchen vorgenommen.
- Lecicarbon®-Zäpfchen entwickeln im Enddarm Mikrobläschen aus Kohlendioxid die die Ampulle dehnen und nach kurzer Zeit den Entleerungsreflex auslösen.
- Klistiere mit osmotisch aktiven Laxanzien, wie Practoclyss® oder Freka-Clyss®, werden hauptsächlich bei fäkaler Stauung eingesetzt. Sie beinhalten eine hypertonische Flüssigkeit, die rektal verabreicht zu einer stärkeren Füllung und zur Drucksteigerung im Enddarm führt, wodurch die Darmperistaltik und der Abführimpuls angeregt werden. Mikroklistiere, wie das nur 5 ml Rektallösung enthaltene Mikroklist®, wirken als Defäkationshilfe durch osmotisch wirkendes Sorbitol und Salzen sowie dem Gleitstoff Glycerol.

Ein manuelles Ausräumen des Enddarms kann notwendig werden, wenn massive Kotsteine den Darmausgang blockieren. Weil dieser Vorgang sehr schmerzhaft sein kann, sollten im Vorwege ein Lokalanästhetikum (Lidocain-Gel, Instillagel®) und Vaseline auf Anus und Finger aufgetragen werden.

Der folgende Stufenplan (vgl. Abbildung 5) hat sich im Palliativbereich bewährt:

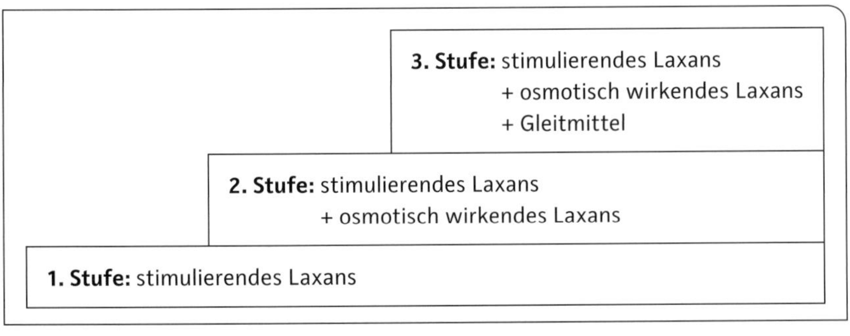

Abb. 5: Stufenplan (nach Schuler & Schubert 2006).

2.4.2.1 Alternative abführende Maßnahmen

Spezielle Abführtees (Faulbaumbeere, Sennesblätter), Wickel, Wärme oder eine Kolonmassage (Massage im Uhrzeigersinn in Richtung des Kolonverlaufs) können eine gute Unterstützung bei Obstipation darstellen. Neben dem Applizieren von feuchter Wärme kann bei starken Blähungen für 20 Minuten ein Darmrohr gelegt werden, bzw. können warme Wickel mit ätherischen Ölen, z. B. Fenchelöl Kümmelöl oder eine Melissenöl-Kompresse Linderung verschaffen (vgl. Student & Napiwotzky 2007).

2.4.2.2 Besonderheiten bei Ileus, Subileussymptomatik und Obstruktion (Verengung)

Beim Ileus ist die Bewegung des Darminhaltes stark eingeschränkt (Subileus = inkompletter Passagestop) oder komplett erlahmt. Beim Abhorchen des Abdomens sind dabei entweder »Plätschergeräusche« vernehmbar oder es sind gar keine Darmgeräusche mehr zu hören. Ein Ileus kann sowohl im Dünndarm als auch im Dickdarm auftreten und stellt ein lebensbedrohliches Krankheitsbild dar.

Ursachen der Passagehinderung:

- Starke Obstipation
- Darmlähmung (paralytischer Ileus)
- Mechanischer Ileus (durch Tumor, Verwachsungen/Vernarbungen)
- Ileussymptomatik (Schmid 2006)
- Übelkeit und Erbrechen (u. U. Koterbrechen)
- Schluckauf, aufgeblähter Bauch
- Kolikartige Bauchschmerzen oder kontinuierliche Bauchschmerzen, Abwehrspannung
- Anfangs Diarrhöe, evtl. Blut im Stuhl bzw. totaler Stuhlverhalt
- Evtl. Fieber
- Starke Mundtrockenheit

Therapie

- Falls der Allgemeinzustand es zulässt und sinnvoll erscheint, kann bei einem mechanischen Ileus eine Darmoperation in Erwägung gezogen werden (z. B. palliative Anlage eines Anus praeter).
- Zur Förderung der Peristaltik und Herbeiführen der Kontraktion der glatten Muskulatur werden beim paralytischen Subileus intravenös als

Mittel der letzten Wahl Neostigmin (Prostigmin®) und Ceruletid (Takus®) eingesetzt, die kräftig die Darmmuskulatur stimulieren. Ergänzend wird Dexpanthenol (Bepanthen®) intravenös verabreicht, welches einen weich machenden Effekt auf den Darminhalt hat, oder es wird auch Metoclopramid (Paspertin®) zur Förderung der Darmperistaltik verabreicht.

- Bei einem inoperabeln kompletten Darmverschluss jedoch werden keine Laxanzien verabreicht und auch wird auf die Gabe von Metoclopramid verzichtet, weil es als Prokinetika die Vorwärtsbewegungen des Speisebreis in Magen, Dünndarm und Dickdarm fördert und somit Schmerzen verstärkt werden können.
- Zur Symptomkontrolle werden Medikamente gegen das Erbrechen, zur Verminderung der gastrointestinalen Sekretion und Darmperistaltik sowie zur Schmerzstillung nach Bedarf kombiniert eingesetzt (vgl. Student & Napiwotzky 2007).
- Weiter werden wenig Flüssigkeit per Infusion verabreicht (500–1000 ml) und eine gute Mundpflege angeboten (evtl. Eisstückchen lutschen lassen). Es muss nicht zwingend eine Nulldiät eingehalten werden.
- Viele Patienten verzichten auf das Legen einer Magensonde und nehmen das spontane Erbrechen in Kauf. Auch wenn eine Darmoperation bei einem Schwerstkranken nicht mehr möglich ist, können Betroffene noch Tage, z. T. sogar Wochen leben (vgl. Student & Napiwotzky 2007).

2.5 Palliative Wundversorgung

In der Betreuung von Palliativpatienten stehen bestmögliches Wohlbefinden und die Erhaltung bestmöglicher Lebensqualität im Vordergrund. Dies gilt auch in Bezug auf das palliative Wundmanagement von chronischen Wunden. »Wunden werden als chronisch beschrieben, wenn sie nach vier bis 12 Wochen trotz konsequenter Therapie nicht beginnen zu heilen« (DNQP 2008, S. 43). Das Behandlungskonzept sollte sich an den für den Patienten individuellen Behandlungszielen orientieren aber auch die Grundsätze einer zeitgemäßen Wundbehandlung berücksichtigen. Selbstverständlich sollten wenn möglich die Grundursachen für chronische Wunden behandelt werden (z. B. Durchblutungsstörung, venöse Rückflussstauung, hohe Blutzuckerwerte etc.), was bei Palliativpatienten jedoch an Grenzen stößt. Dennoch sind aus ganzheitlicher Sicht die Ernährungssituation, Bewegungsfähigkeit, Hygiene, Therapietreue des Kranken und Schmerzsituation mit zu berücksichtigen.

2.5.1 Ziel der palliativen Wundversorgung

Meist steht jedoch für Palliativpatienten nicht das Abheilen chronischer Wunden im Zentrum, sondern das Lindern der wund- und therapiebedingten Einschränkungen, wie effektives Auffangen/Binden großer Exsudatmengen, das Eindämmen starker Gerüche, erträgliche Schmerzlage, auch schonende und schmerzarme Verbandswechsel, Verhinderung bzw. Kontrolle von Blutungen, ein sorgfältiger Schutz der Wundumgebung, das Anlegen kosmetisch akzeptabeler Verbände. Es kommen in Einzelfällen in der palliativen Wundversorgung ggf. auch Therapeutika zum Einsatz, die ansonsten aufgrund ihrer Wundheilungshemmung usw. abzulehnen sind.

2.5.2 Häufige Probleme

Häufige Problemwunden in der Palliativpflege sind Wunden durch wachsende Tumore unter oder in der Haut (exulzerierende Tumore: ca. 60 % im Brustbereich, 25% im Kopf-Hals-Nackenbereich), Dekubitalulzera, Beinulzera als Folge von Störungen der arteriellen Durchblutung und Insuffizienzen des venösen Systems, Sekundärheilungen nach Operationen.

Große Hautdefekte führen häufig zu enormen psychischen Belastungen bei den Betreffenden. Die Folgen der Krankheit kommen offensichtlich zum Vorschein. Patienten fühlen sich in ihrer körperlichen Integrität gestört, ekeln sich vor sich selbst, nehmen ihren körperlichen Verfall wahr und ziehen sich oft aus Scham zurück, oder sind es leid nur mitleidige oder angeekelte Blicke zu ernten. Nicht die Techniken und Materialien der Wundversorgung steht laut Expertenstandard im Zentrum der Versorgung, sondern der Mensch. Aufwendige Verbandswechsel sind häufig mit Stress und Ängsten vor großen Schmerzbelastungen verbunden.

2.5.3 Reinigung

Zur Reinigung von chronischen Wunden und zum Anfeuchten von Verbandsmaterial werden Ringer-Lösung oder NaCl-Lösung eingesetzt. Ausduschen von Wunden darf nur mit speziellen zwischengeschalteten Sterilfiltern (z. B. von Aqua free®, Pall® aquasafe) und sollte nicht mit zu starkem Wasserdruck erfolgen. Alle Spüllösungen sollten vor Gebrauch auf Körpertemperatur angewärmt werden. Eine Auskühlung der Wunde führt zu einer Hemmung der Zellteilung und stört den natürlichen Heilungsprozess. Statt mit einer speziellen Knopfkanüle kann eine Spülung tiefer Wunden und Fistelgängen auch mittels Blasenspritze mit aufgestecktem sterilem Frauenkatheter ausgeführt werden (Voggenreiter & Dold, 2004, S. 25). Alternativ kann bei oberflächlichen Wunden auch sterile physiologische Kochsalzlösung aus der Spraydose (z. B. Urgo sterile physiologische Kochsalzlösung Spray/150 ml) eingesetzt werden, wobei der erste Sprühstoß verworfen werden sollte.

Zeitgemäße Wundantiseptika sind Polihexanid-Lösung [Lavasept®] (farblos, hypoallergen mit breitem Wirkspektrum gegen Pilze und Bakterien) oder Octinidin [Octenisept®] (klares, wässriges und geruchloses Wund- und Schleimhautdesinfektionsmittel mit breitem Wirkspektrum) (Voggenreiter & Dold, 2004, S. 25). PVP-Jod-Lösung (Braunol®, Betaisadona®) wird insbesondere durch Blut und Eiweiße schnell inaktiviert.

2.5.4 Wundauflagen und -therapeutika

Zur Versorgung von Wunden steht eine kaum überschaubare Vielzahl von Wundauflagen und Wundtherapeutika zu Verfügung. Für die passende Auswahl einer bedarfsgerechten Versorgung sind Fachexpertise und eine Zusammenarbeit in einem interdisziplinären Team nötig. So kann die Einbeziehung eines kompetenten Wundtherapeuten/Wundmanagers, der vorrangig chronische Problemwunden behandelt, angeraten sein.

Kenntnisse der Eigenschaften von modernen Wundauflagen und eine phasengerechte Anwendung spielen eine bedeutende Rolle im Wundmanagement. Daher muss zunächst eine gründliche Wundanamnese erhoben werden. Nach dem Verbandswechsel hat eine objektive, nachvollziehbare Wunddokumentation (inkl. Fotodokumentation) sowie eine kontinuierliche Verlaufskontrolle zu erfolgen. Es gibt vier Schlüsselbereiche, die für die Wundbeurteilung von großer Wichtigkeit sind: die Wundumgebung, der Wundrand, der Wundgrund und das Wundexsudat.

Im Expertenstandard »Pflege von Menschen mit chronischen Wunden« (DNQP 2008) werden zur Bestimmung von Wundauflagen folgende Kriterien herangeführt: das Wundheilungsstadium, die Wundlokalisation, Exsudatmenge, Infektionszeichen, Hautsituation, Schmerzen, Kontinenzsituation sowie Kosten- und Effektivitätskriterien. Darüber hinaus sollte das Material für die Wundversorgung für den Betroffenen akzeptabel und bequem sein, möglichst keine negativen Auswirkungen auf seinen Alltag haben, einfach handhabbar sein, und die Wundauflage sollte nicht mit dem Wundgrund verkleben.

Merkmale eines idealen Wundverbands:
- Aufrechterhaltung eines feuchten Milieus im Wundbereich
- Entfernen von überschüssigen Exsudat und toxischen Bestandteilen
- Gewährleistung des Gasaustausches
- Thermische Isolierung der Wunde
- Schutz vor Sekundärinfektion durch Undurchlässigkeit für Mikroorganismen von außen
- Ermöglichung eines atraumatischen Verbandswechsels
- »Keine Abgabe von Fasern oder anderen Fremdstoffen« (Protz zit. Turner 2009a, S. 12)

Mull-, Vlies- und Saugkompressen sind aus Baumwolle oder Polyestervlies gefertigt, sie sind saugstark und können überflüssiges Exsudat und Blut von der Wunde wegleiten. Sie finden Verwendung als Primärverband (Abdeckung) beim Einsatz moderner Wundauflagen und sollten wegen der Verklebungsgefahr keinen direkten Kontakt zum Wundgrund haben. Bei Bedarf werden sie zusätzlich mit vollflächiger Verbandsfixierung (z. B. Fixomull®) oder Mullbinden befestigt (Voggenreiter & Dold 2004, S. 37)

Débridement (Wundreinigung) ist ein wesentlicher Schritt in der Wundtherapie, um abgestorbenes Gewebe, infizierte Wundbeläge sowie Fremdkörper zu beseitigen. Bei Palliativpatienten ist ein umfangreiches Débridement allerdings nicht immer vollständig möglich; es sollten Nekrosen nur abgetragen werden, wenn auch eine Abheilungsaussicht besteht. Ansonsten sollten Nekrosen eher abtrocknen und trocken gehalten werden (Schmid 2006, S. 240).

Durch Auswischen der Wunde mit einer Kompresse, die ggf. zuvor mit physiolog. Spüllösung/Antiseptika befeuchtet wurde, findet eine Reinigung statt (mechanisches Débridement). Werden vom Arzt Nekrosen oder Beläge mittels Skalpell/Pinzette oder Ringkürette abgetragen, spricht man vom chirurgischen Débridement. Bei einem biochirurgischen Débridement kommen (steril gezüchtete) Fliegenmaden zum Einsatz (Larve der Gattung Lucilia sericata). Obwohl sehr wirkungsvoll, stellt es häufig eine große psychische Belastung für alle Beteiligten dar. Ein langsames autolytische Débridement erfolgt über Aufweichung der avitalen Gewebeanteile mit Hydrogelen oder eine hydroaktive Wundauflage zur Nasstherapie (Protz 2010, S. 5 f.).

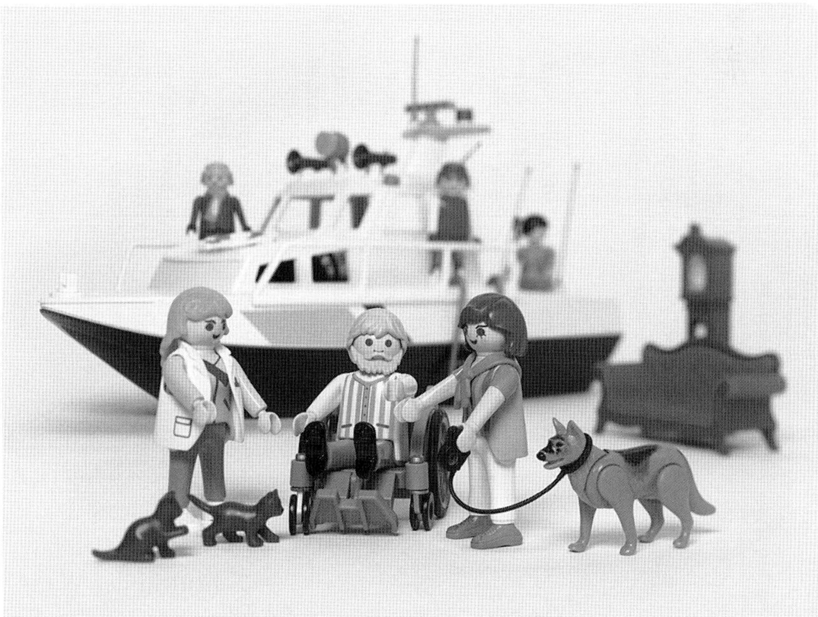

Tabelle 15: Übersicht über moderne Wundauflagen.

Auflagetyp	Haupteigenschaft	Handelsnamen	Anmerkungen
Aktivkohle	Geruchsbindung, Anwendung bei infizierten, übel riechenden und stark sezernierenden Tumorwunden; zusätzlich nach Produktart mehr oder weniger starke Flüssigkeitsaufnahmekapazität.	CarboFlex® Askina Carbosorb® Vliwaktiv® Carbonet®	Produkteigenschaften sind sehr unterschiedlich; z. T. ist eine Sekundärabdeckung erforderlich. Kohleauflagen können Geruchsmoleküle in ihre Poren einschließen. Vliwactiv Ag® oder Actisorb silver verfügen über einen zusätzlichen Silberanteil.
Alginate	Alginat-Kompressen bzw. Tamonaden sind ideal zur Behandlung von stark sezernierenden, nässenden Wunden und in der Reinigungs phase. Sie werden aus Braunalgen gefertigt, enthalten Alginsäure und Kalzium, wirken granulationsfördernd und wundreinigend. Beim Aufquellen nehmen sie Keime und Zelltrümmer auf und verschließen sie in ihrer Gelstruktur. Alginate können ein Mehrfaches ihres Eigengewichtes an Flüssigkeit aufnehmen, sie wirken zudem blutstillend.	Urgosorb® Kaltostat® 3M®Tegaderm Alginate, Askina®Sorb Cutimed® Alginate	Alginate sind als Kompressen (Platten) und als Tamponaden erhältlich. Es erfolgt kein Verkleben mit der Wunde. Teilw. sind weitere Zusätze wie Mangan, Gelbildner, Chlorophyllin enthalten. Alginate sind auf Wundgröße zuzuschneiden und sollten nicht über den Wundrand hinausragen (Gefahr der Mazeration). Alginate können bei sehr trockenen Wunden allerdings mit dem Wundgrund verkleben
Hydrogele	Hydrogele werden zur feuchten Wundbehandlung insbesondere von chronischen Wunden eingesetzt und eignen sich zum autolytischen Débridement (können Nekrosen und Beläge langsam aufweichen). Hydrogele sind in Tuben/Balgflaschen und als Gelkompressen im Handel.	Purilon-Gel® Suprasorb G® Varihesive®-Hydrogel Askina-Gel® Nu-Gel® Hydrosorb®-Gel	Enthalten 60–90 % Wasser, sie sind formstabil, ein Sekundärverband ist erforderlich. Gel-Kompressen, hier ist das Hydrogel wundseitig mit einer halb durchlässigen (semipermeablen) Folie überzogen, lassen sich leicht und schmerzfrei wechseln. Mit Alginatzusatz sind Hydrogele trotz ihres hohen Wasser anteils in der Lage, durch Quellung zusätzlich Feuchtigkeit (Zelltrümmer, Exsudat) aufzunehmen und in der Gelstruktur einzubetten.

Silberhaltige Wundauflagen	Bei infizierten und infektionsgefährdeten Wunden, elementares Silber/Silberionen wirken keimtötend.	UrgoCell® Silver Mepilex® Ag Aquacel® Ag Acticoat®	Heute ist nahezu jeder Wundauflagentyp mit Silberzusatz erhältlich, die Zusammensetzungen sind recht verschieden, Silber kann die Wunde dunkel einfärben. Silberhaltige Auflagen sollten nur mit sterilem Wasser angefeuchtet werden, NaCl könnte die Silberionen inaktivieren.
PU-Schaumverbände	Schaumstoffkompressen bestehen aus chemisch und biologisch reizlosem Polyurethan-Schaum. Ermöglichen ein Aufsaugen/Speicherung von großen Mengen Flüssigkeit durch Kapillarkraft, haben polsternde Eigenschaften, sichern feucht-warmes Wundklima, fördern Granulation. Einsatz bei stark bis mittelstark exsudierenden Wunden, zum Austamponieren von sauberen Wundhöhlen und -taschen	Allevyn (adhesive/cavity) Askina Foam® 3M® Tgaderm®Foam, Cutimed® Cavity Biatain® Mepilex®	Sind als klebend/haftend oder nicht-klebend erhältlich, z. T. speziell Ausformung für Fersenverband oder Sakralverband. Eine Kombination mit/ohne Deckfolie (= Cavitys) für Wundhöhlen (als Wundfüller). Allevyn® Tracheostomy eignet sich gut bei mittel bis stark exsudierendem Tracheostoma.
Hydrokolloiverbände	Hydrocolloide bestehen aus Quellstoffen wie Agar, Cellulose oder synthetischen selbstklebenden hydrophilen Materialien. Aufrechterhaltung eines idealen feuchten Wundklimas, kann mäßig Flüssigkeit absorbieren, bietet Schutz gegen Keime und Feuchtigkeit von außen, durchlässig für Verdunstungen aus der Wunde. Sie können oberflächliche Beläge auflösen und wirken wundheilungsfördernd. Lange Verweildauer – bis zu einer Woche.	Comfeel® plus Suprasorb® H Varihesive® E (verschiedene Stärken, mit/ohne Rand) Askina® Biofilm Transparent Cutimed® Hydro (L/B), Algoplaque	Wandeln sich nach Aufnahme von Flüssigkeit in zähe, knetartige Masse – dabei können unschöne Gerüche entstehen. Schichtstärke variiert von 0,5 bis 2 mm. Sie dürfen nicht bei infizierten Wunden zum Einsatz kommen. Hydrokolloide sollten 2–3 cm über den Wundrand hinaus appliziert werden. Bei trockenen Wunden mit Hydrogel, bei stark exsudierenden und/oder tieferen Wunden mit Alginat/Hydrofaser kombinieren.

Auflagetyp	Haupteigenschaft	Handelsnamen	Anmerkungen
Hydroplymeverbände	Sie bestehen meist aus einer semipermeablen Folie, die mit einer Hydropolymerschicht bedeckt ist. Diese Schicht ist sehr saugfähig, quillt nach dem Aufbringen auf, passt sich der Wundtiefe an und bleibt dabei strukturbeständig. Sie werden eingesetzt bei nicht infizierten, chronischen Wunden mit mäßiger bis starker Sekretion.	Tielle® plus/packing/ hydro/lite Sorbion Sachet S® Cutinova® Hydro	Verbandswechsel ist abhängig von der Sekretionsmenge. Als Komplettverband bzw. ist z. T. ein Sekundärverband erforderlich. Eine Verflüssigung, wie bei Hydrocolloidauflagen findet nicht statt.
Fettgaze/ Distanzgitter	Verhindern das Verkleben von Wunde und Verband, damit schmerzfreie Verbandswechsel, die Gewebestruktur ermöglicht einen vertikalen Exsudataustritt in den Sekundärverband	Oleo-Tüll® Adaptic® Mepitel® Hydrotüll®	Hochwertige Distanzgitter weisen eine besondere Beschichtung auf (z. B. Silikon, Hydrokolloidpartikel, ihr Viskosefasergewirk ist sehr fein und verhindert Einsprossung von Granulationsgewebe. Fettgaze nur bei oberflächigen Wunden (Ablederungen, Schürfwunden) anwenden und nicht doppelt/gefaltet in auf die Wunde legen, sonst können Sekretete in darüber liegende Verbandsmittel nicht abfließen.
Folienverbände, Transparentverbände	Sehr dünne Membranen aus Polyurethan, mit einem hypoallergenen Acrylatkleber beschichtet, zur Abdeckung oberflächlicher Wunden. Schutz vor Scher- und Reibungskräften. Geeignet für epithelisierende, nicht nässende Wunden.	Askina® Derm Opsite® Flexigrid Suprasorp® F Optiskin film	Gase und Feuchtigkeit können aus der Wunde austreten, bei gleichzeitigem Schutz von außen. Das durchsichtige Material erlaubt gute Wundbeobachtung.

Superabsorber	Einsatz bei extrem stark nässenden Wunden, wenn Alginate/Hydrofasern nicht ausreichen. Der Kern der Wundauflage besteht aus Natriumpolyacrylat oder aus Flüssigkeitsspeichernden Polymeren, die das Exsudat einschließen. Durch die große Saugkraft und das hohe Fassungsvermögen bleibt der Wundrand trocken	Vliwasorb® Sorbion sachet S® DryMax® Zetuvid plus	Darf nicht bei wenig nässenden Wunden eingesetzt werden (Austrocknungsgefahr), Auflage darf nicht zugeschnitten werden. Wundflüssigkeit kann sogar unter Druck gespeichert werden.
Hydrofaser	Hydrofaserverbände haben nur ein begrenztes sinnvolles Einsatzgebiet, nämlich tiefe stark sezernierende Wunden. Das Material verwandelt sich bei Aufnahme von Wundflüssigkeit in ein klares Gel, wird bei mäßigen bis starkem Wundexsudat eingesetzt. Sie werden bei infizierten wie infektfreien Wunden verwendet. Die Feuchtigkeit (einschl. Zelltrümmer und Keime) wird in die Fasern aufgenommen und breitet sich dadurch kaum horizontal aus, so dass eine Aufweichung des Wundbereiches eingedämmt wird.	Aquacell, (Textus) bioactiv	Sekundärabdeckung ist erforderlich, als Kompresse und Tamponade erhältlich, je nach Exsudatmenge, kann das Material mehrere Tage belassen bleiben, lässt sich gut in die Wunde einformen. Hydrofaser, kann mit Ringer-Lösung oder NaCl 0,9% getränkt auf die Wunde aufgebracht werden. Wirkt zur Befeuchtung der Wunde, wirkt Kühlend durch die Abdunstung wird die Wunde gereinigt (Zelltrümmer und Wundexsudat werden vom Verbandsstoff aufgenommen).

In der Weiterentwicklung moderner Wundtherapien werden auch Inhaltsstoffe zugesetzt, die aktiv in den Heilungsprozess eingreifen und ihn bei einer Stagnation in Gang setzt (Hyaluronsäure, Wachstumsfaktoren, Kollagen etc.).

Im Rahmen einer modernen feuchten Wundtherapie ist darauf zu achten, dass die intakte Wundumgebung nicht aufweicht und aufquillt. Hier werden transparente Hautschutzartikel eingesetzt (Skin-Prep®, Cavilon-Lolly®/-Spray), die einen Barrierefilm gewährleisten. Jede Wunde die tiefer als 0,5 cm tief ist, sollte aufgepolstert werden (z. B. mittels Tamponade oder Alginate), denn eine Wundauflage benötigt immer den Kontakt zum Wundgrund.

Bei exulzerierenden Tumorwunden sollte keine Abdeckung mit folienbeschichteten Wundauflagen erfolgen, es ist eine konventionelle Abdeckung zu bevorzugen, weil sonst das Tumorzellwachstum beschleunigt wird (Protz 2009a, S. 31). Zum Anfertigen großer komfortabler Verbände eignen sich zur Fixierung Netz- oder Schlauchverbände in entsprechender Größe (Stülpa®, tg-fix-Netzverband®). In der palliativen Situation zählen zu den größten Herausforderungen Wundschmerzen, hohes Exsudataufkommen, üble Gerüche und Blutungen. Im Folgenden soll hier näher darauf eingegangen werden.

2.5.5 Begleitende Schmerzbehandlung beim Verbandswechsel

Zusätzlich zur Basisschmerztherapie in Orientierung an das WHO Stufenschema zur Behandlung von Patienten mit Tumorschmerzen (siehe Kapitel 1) sollte eine halbe Stunde vor dem belastenden Verbandswechsel ein schnell wirksames Schmerzmittel verabreicht werden. Zur Wundschmerzbehandlung kommen zur lokalen Behandlung z. B. Morphin Gel und anästhesierende Salben, wie Emla® Creme (enthält die Lokalanästhetika Lidocain und Prilocain), zur Anwendung. Eine Einwirkzeit von 45–60 Minuten, z. B. vor einer Wundsäuberung (Débridement), sollte eingehalten werden. (Protz, K. 2009b, S. 43) Die Wirksamkeit der Emla®-Creme kann durch Abdeckung mit Folienverband (z. B. Opsite® Flexigrid) oder Frischhaltefolie verstärkt werden. Trockene Wunden schmerzen, deshalb sollte dafür gesorgt werden, dass die Wunde ein feuchtes Milieu aufweist (z. B. durch Hydrogele). In der modernen Wundversorgung werden bevorzugt hydroaktive Verbandsmaterialien verwendet, die den Feuchtigkeitsgehalt in der Wunde regulieren. Es sollten vornehmlich nicht klebende Materialien verwendet werden. Vorsichtiges Ablösen der Wundauflage, ggf. mit Pflasterlöser (z. B. Dermasol®); Folienverbände durch paralleles Überdehnen der Folie zur Haut ablösen, um Hautrisse zu vermeiden. Anwendung eines wirkstoffhaltigen Polyurethanschaums mit Ibuprofen (Biatain®-Ibu) (Protz 2009b, S. 43).

Vorgehensweise bei einem hohen Wundsekretaufkommen

- Einsatz von Wundauflagen mit hohem Saugvermögen
- Bedarfsgerechtes Wechseln der Verbände: so häufig wie nötig, so selten wie möglich.
- Aufweichen der gesunden Haut durch Auffangen des Sekrets verhindern
- Gute Hautpflege, evtl. mit Hautschutzplatten bzw. Polyurethanfolie abdecken
- Stomapräparate benutzen (ggf. Stomaberatung einbeziehen), um große Exsudatmengen abzuleiten (Schmid 2006, S. 240)

2.5.6 Behandlung zur Linderung starker Gerüche

Besonders bei exulzerierenden Tumorwunden kommt es durch den Tumorzerfall oft zu starken Geruchsentwicklungen. Zu den ursächlichen Faktoren starker Wundgerüche zählen absterbende Körpergewebe, Bakterien und sich sammelndes Exsudat. Ist eine Wunde massiv infiziert eignen sich vor allem Aktivkohleverbände, die bei Bedarf sogar in die Wunde eintamponiert werden können. Zusätzliche Silberbestandteile bekämpfen zudem effektiv Bakterien. Zur effektiven Geruchskontrolle kann eine Kompresse mit 2 %-wässriger Chlorophyll-Lösung (Blattgrün) getränkt und auf die wund abgewandte Seite aufgelegt werden (wirkt stark desodorierend und desinfizierend). Ein Wundkontakt muss auf jeden Fall vermieden werden. Die Haltbarkeit der Lösung beträgt nur wenige Tage (Protz 2009b, S. 44)!

Bei massiven Infektionszeichen und großer Geruchsbelastung wird in der palliativen Wundbehandlung durch antiseptische Wundspülungen die

Keimzahl vermindert (Octenisept®) oder auch lokal Antibiotika-Infusionslösung in die von anaeroben Keimen besiedelte Wunde eingebracht. Mittels Sprühflasche wird Metronidazol-Injektionslösung (Clont®) auf sezernierte Wundflächen gesprüht oder (als Rezeptur aus der Apotheke) steriles 1 %tiges Metronidazol-Gel, bzw. Clindamycin-Vaginalcreme (Sobelin®) zur Wundbehandlung eingesetzt (Off-Label-Use ! = zulassungsüberschreitender Einsatz !)

Palliative Verbandstechniken erfordern teilweise kreative Lösungen, wie z. B. das Auftragen von Zinkpaste auf den Wundrand und abschließendes Abdichten mit Haushaltsfolie für eine Geruchsbarriere oder die Verwendung von Stomaprodukten, um hohe Sekretmengen zu kanalisieren und in einem geschlossenen System aufzufangen. (Student & Napowitzky 2007, S. 171). In dem Auffangbeutel können Süßstofftabletten zum Neutralisieren von Gerüchen effektiv sein.

Neben Nilodor® (wissenschaftlich entwickeltes künstliches Raumdeodorant) bindet eine Schale mit Röstkaffee, die offen im Zimmer steht, üble Gerüche. Zum Räuchern wird getrockneter Salbei verwendet (herb-würziger Geruch). Das Aufstellen von Duftlampen wird unterschiedlich bewertet.

2.5.7 Behandlung von Wundblutungen

- Besonders exulzerierende Tumorwunden haben eine große Neigung zu Kontakt- und Spontanblutungen.
- Ein Verkleben des Verbandes mit der Wunde unbedingt vermeiden, z. B. durch großzügiges Auflegen von Fettgaze. Ablösen des Verbandes durch Auflegen (10 Min.) von in Salbeitee getränkten Kompressen (die im Tee enthaltenden Gerbstoffe führen zur Blutstillung, Salbei wirkt desinfizierend und adstringierend). (Student, Napowitzky, 2007, S. 172) Komprimieren der blutenden Wunde, wenn Patient dies toleriert. Evtl. Eiswürfel mit NaCl 0,9% auf oberflächige Wunden aufbringen
- Otriven 0,1% (Privin®) auf blutende Wunde träufeln
- Tamponieren mit Claudengaze (Vasokonstruktion)
- Calcium-Alginate wirken blutstillend, ggf. Hämostyptika einsetzen (Tabotamp®, Gelita®, Lyostypt®) (Protz 2009b, S. 44)

- Einsatz von Adrenalin 1 : 1000 (1 Amp. Suprarenin auf 9 ml Nacl 0,9%) zur Blutstillung (Student & Napiwotzky, 2007, S. 172)
- Es ist empfehlenswert, dunkle Handtücher bereitzuhalten, um große frische Blutflecken in einer Akutsituation ggf. abzudecken. Für reichlich griffbereites Verbandsmaterial, Handschuhe, Kittel etc. sorgen.
- Vorausschauende Notfallplanung (mögliche Therapiemaßnahmen klären, Bedarfsmedikamente bereithalten etc.) bei Verdacht auf starke (finale) Blutung

3 KOMMUNIKATION

Christine Behrens

3.1 Einleitung

Miteinander reden, diskutieren, erzählen, blödeln, lästern, schweigen, schimpfen – das alles macht Spaß. Man spricht miteinander, um in Kontakt zu sein. Man spricht aber auch miteinander, um Informationen zu erhalten. Niemals hatten wir mehr Möglichkeiten zu kommunizieren als heute: Telefon, E-mail, Video, Skype, Twitter, Facebook, Internet, Netzwerktreffen, Teamsitzungen, Blogs, Chats etc. Das alles hat die Kommunikation vielleicht beschleunigt, aber nicht vereinfacht. Gerade in einem Altenheim, in dem viele unterschiedliche Menschen aufeinandertreffen (Bewohner, Mitarbeiter, Angehörige, Betreuer, Ärzte, Pastoren, Ehrenamtliche, Physiotherapeuten, etc.), gibt es oft Missstimmungen und kommunikative Probleme. Da werden Informationen nicht weiter geleitet, da gibt es keinen guten Austausch unter den Kollegen. Ärzte und Angehörige sind nicht erreichbar oder gehen mit den Pflegekräften nicht in Kontakt. Um einen sterbenden Menschen angemessen betreuen zu können, bedarf es aber vieler Informationen und eines guten Austauschs untereinander. Gleichzeitig wird das gesamte therapeutische Team entlastet, weil niemand einsame Entscheidungen treffen muss (vgl. Kapitel 4).

Um einen guten kommunikativen Stil zu entwickeln, können Sie viel tun! Beginnen wir mit einem kleinen Selbsttest: Führen Sie sich einmal vor Augen, wie Sie die letzte Woche erlebt haben.

Impulsfragen

- Gab es Momente, in denen Sie so gehandelt, gedacht und gefühlt haben, wie Sie es als kleines Kind gemacht haben?
- Gab es eine Situation mit Angehörigen, Bewohnern und Vorgesetzten, in der Sie schnell zugestimmt haben und sich hinterher ärgerten oder am liebsten alles hingeschmissen hätten? Oder hatten Sie Angst, eine Entscheidung zu treffen?

- Gab es Zeiten, zu denen Sie sich so verhielten, so dachten und fühlten, wie Sie es vor langer Zeit von Ihren Eltern oder von anderen Menschen übernommen haben, z. B. von Ihren Lehrern?
- Gab es Situationen, in denen Sie andere vorschnell kritisiert haben oder für jemanden etwas getan haben, der gar nicht darum bat und hinterher undankbar war?
- Gab es Situationen, in denen Ihr Verhalten, Ihr Denken und Fühlen einfach eine Reaktion auf das war, was gerade passierte?
- Haben Sie einen Bewohner gemäß Ihrer Ausbildung und den Zeitvorgaben gut versorgt?
- Konnten Sie einem Angehörigen eine kompetente Antwort geben?

3.2 Ein Kommunikationsmodell – Die Transaktionsanalyse

Ob Gespräche angenehm und effektiv verlaufen, hängt entscheidend davon ab, wie die Beteiligten sich ins Spiel bringen, wie sie ihr Potenzial ausschöpfen und ob das, was sie einbringen, zu einem guten Miteinander taugt oder aneinander abprallt. Einen genaueren Blick bietet hier die Transaktionsanalyse (TA), also ein Kommunikationsmodell, das im täglichen Miteinander des Berufsalltags hilfreich ist.

Wesentlicher Bestandteil der TA ist das **Ich-Zustandsmodell**. Einfach ausgedrückt funktioniert es so: Wenn ich mich verhalte, denke und fühle, wie ich es als Kind getan habe, bin ich im Kind-Ich-Zustand oder Kind-Ich. Wenn ich mich so verhalte, denke und fühle, wie ich es von meinen Eltern oder anderen Elternfiguren übernommen habe, bin ich im Eltern-Ich-Zustand oder Eltern-Ich. Wenn ich mich so verhalte, denke und empfinde, dass ich im Hier und Jetzt direkt auf Geschehnisse um mich herum reagiere und dabei alle Möglichkeiten nutze, die ich als Erwachsene habe, bin ich im Erwachsenen-Ich-Zustand oder im Erwachsenen-Ich.

Der Eltern-Ich-Zustand (EL)

Das im »EL« gespeicherte Verhalten haben wir nicht nur von unseren Eltern übernommen. Auch sogenannte Elternfiguren – ältere Geschwister, Lehrer,

Großeltern und andere – haben uns in der Kindheit entsprechend beeinflusst. Das heißt nicht, dass sich diese Autoritätspersonen oder Elternfiguren real so verhalten haben, wie wir das in uns gespeichert haben, aber wir haben dieses Verhalten so verarbeitet. Das »EL« ist für sämtliche Gebote, Verbote, für Kritik, für freundlichen Zuspruch verantwortlich.

Das Erwachsenen-Ich-Zustand (ER)

Das »Erwachsenen-Ich« nutzen wir, wenn wir nüchtern und sachlich Fakten abwägen, realitätsbezogen überlegen. Im »ER« haben wir ausschließlich unsere eigenen Erfahrungen abgespeichert. Wenn wir uns in diesem Zustand bewegen, handeln wir nüchtern und sachlich, kühl abwägend, emotionslos. Hier wägen wir leidenschaftslos Möglichkeiten und Wahrscheinlichkeiten aufgrund unserer Erfahrungen ab.

Der Kind-Ich-Zustand (K)

Das »Kind-Ich« kennen wir auch als »Kind im Manne« oder »Kind in der Frau«. Im »K« handeln, denken und fühlen wir so, wie wir es in unserer Kindheit getan haben. Wir spielen, lachen, tanzen oder singen. Wir empfinden Schmerz, Trauer, Angst, Enttäuschung, Eifersucht, Neid Begeisterung und Liebe mit all ihren Schattierungen. Im Kind-Ich-Zustand sind auch Eigenschaften wie Kreativität und Spontaneität angesiedelt.

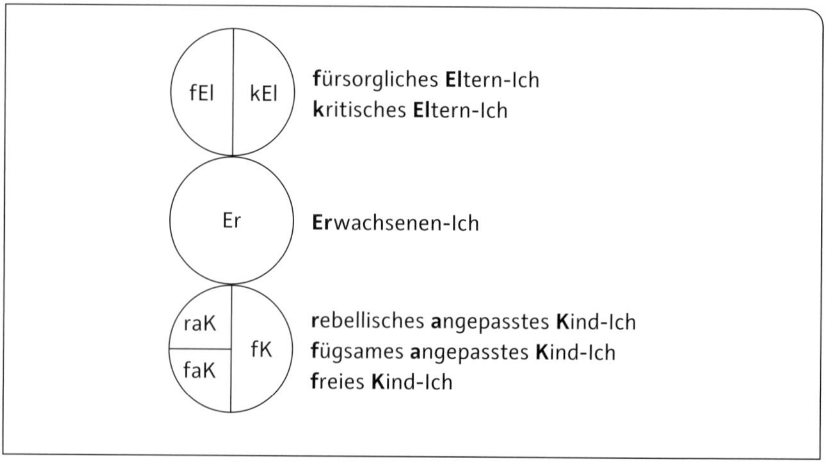

Abb. 6: Funktionsmodell.

So kann jemand innerhalb des »Eltern-Ichs« die innere Haltung eines »kritischen« Elternteils einnehmen. Das ist die Haltung, aus der heraus wir andere kritisieren, zurechtweisen, aber auch klare Anweisungen geben. Wir sind immer dann in dieser kritischen Elternhaltung, wenn wir vom anderen in erster Linie erwarten, dass er sich uns anpasst, das tut, was wir von ihm erwarten. In der »fürsorglichen« Elternhaltung sind wir immer dann, wenn wir uns um andere kümmern, andere unterstützen oder in irgendeiner Form hilfreich für sie sind.

Funktionen des »Erwachsenen-Ichs«

- Informationen aufnehmen
- Informationen verarbeiten
- Informationen geben

In der »angepassten« Kindhaltung gehorchen wir, benehmen uns gut, halten uns an Regeln und Normen, sind aber auch ängstlich und wollen nichts falsch machen. Im Wesentlichen orientieren wir uns in dieser Haltung daran, was die anderen von uns erwarten. Die entgegengesetzte Seite ist das »rebellische« Kind-Ich. Genau wie das angepasste Kind orientiert sich das rebellische Kind an Normen und Regeln, nur mit umgekehrten Vorzeichen. Das angepasste Kind schaut, was von ihm erwartet wird und tut es dann, während das rebellische Kind schaut, was von ihm erwartet wird und tut es nicht. Im »freien Kind-Ich« finden wir dagegen das unbeeinflusste Kind. Es spielt, faulenzt, freut und ärgert sich, forscht neugierig umher, erfindet, lacht und weint nach seinem Gutdünken, ist spontan und hält sich nicht an Recht und Moral. Es ist also unabhängig von dem, was die anderen wünschen, von Verhaltensregeln und von Normen.

Aus welchem Ich-Zustand jemand gerade reagiert, kann man am leichtesten anhand von Körperhaltung, Mimik und Gestik und Wortwahl erkennen. Wer diese Signale erkennen kann, schärft die eigene Wahrnehmung und kann sich in herausfordernden Kommunikationssituationen konstruktiv verhalten.

Tabelle 16: Hilfen beim Erkennen von Ich-Zuständen.

Eltern-Ich	kritisch	fürsorglich
Allgemeines Verhalten	Automatisch urteilend, wertend, ironisch, strafend, anklagend, befehlend, autoritär, rechthaberisch, zurechtweisend Formulierungen: • Du musst... • Du sollst nicht... • Du darfst nicht..	Ermutigend, anerkennend, besorgt, mitfühlend, unterstützend, hilfsbereit, tröstend, verstehend, anderen wenig zutrauend, überfürsorglich Formulierungen: • Mach Dir keine Sorgen • Du schaffst das schon. • Komm, ich mach das schnell für Dich

Erwachsenen-Ich	Keine weitere Unterteilung
Allgemeines Verhalten	Entspannt, sachlich, objektiv, zuhörend, konzentriert, aufmerksam, Daten sammelnd und verarbeitend, Fragen stellend, vergleichend kooperativ, empfindsam, nachdenklich. Formulierungen: • W-Fragen • Meiner Meinung nach • Alle Formulierungen werden so vorgetragen, dass sie eine Diskussion zulassen

Kind-Ich	frei	angepasst	rebellisch
Allgemeines Verhalten	Unbekümmert, spontan, spielerisch, neugierig, begeistert, lässig, ausgelassen, offen, witzig, ungeduldig, schadenfroh Formulierungen: • Ich will/möchte • Ich wünsche mir • Toll! Klasse! Super!	Schuldbewusst, vorsichtig, scheu, gehemmt, ängstlich, rückversichernd, manipulativ, resigniert, hilflos, unsicher, klagend, gute Umgangsformen Formulierungen: • Ich trau mich nicht • Ich möchte gern • Ich will versuchen • Ist doch nicht meine Schuld? • Warum immer ich? Man muss... • Ich sollte...	Regt sich auf, launisch, zieht andere auf, aufsässig, frech, trotzig, wütend, gehässig, aggressiv. Formulierungen: • Lasst mich in Ruhe! • Verdammt noch mal! • Immer ich! • Das sehe ich überhaupt nicht ein!

Beispiel:
Frau B., eine Heimbewohnerin mit Demenz (Menschen mit Demenz halten sich vorwiegend im Kind- oder Eltern-Ich), hat das dritte Mal hintereinander ins Bett genässt und gekotet. Kollegin F. ist ziemlich wütend und macht Frau B. gegenüber keinen Hehl daraus (kritisches Eltern-Ich). Da sich Frau B. sträubt (rebellisches Kind-Ich), wird sie mit Gewalt aus dem Bett gezogen und auf einen Stuhl gesetzt. Kollegin F. verlässt das Zimmer, um frische Bettwäsche zu holen. Frau B. stößt in dieser Zeit die Waschschüssel um und bleibt auf ihrem Stuhl sitzen.

Als Kollegin F. das Zimmer wieder betritt und das Malheur sieht, beschimpft sie Frau B. Nachdem das Bett frisch bezogen ist (Kollegin F ist im ER) und Frau B. wieder ins Bett befördert wird, droht ihr Kollegin F. (kritisches El-Ich): »Wenn Du nochmals reinmachst, dann kannst Du in deiner Soße liegen bleiben.« Frau B. ist jetzt immer sehr ängstlich (angepasstes Kind-Ich).

3.3 Kommunikation mit nicht mehr sprachfähigen Menschen

Der Sterbeprozess kann bewirken, dass die Betroffenen ihre Sprachfähigkeit verlieren und verstummen. Sie können nicht mehr mitteilen, ob es ihnen gefällt, wie man mit ihnen umgeht, ob und wo sie Schmerzen haben. Vielfach können weder Ärzte noch Pflegekräfte sagen, ob die Sterbenden noch hören bzw. verstehen können, und was sie von ihrer Umwelt noch mitbekommen.

Impuls-Fragen

- Was tun Sie, wenn Sie einen Menschen, der nicht mehr sprechen kann, waschen sollen oder ihm zu essen geben?
- Reden Sie trotzdem mit ihm, oder erledigen Sie die notwendigen Pflegehandlungen schweigend?
- Kommt es Ihnen albern vor, mit jemandem zu sprechen, der Sie vielleicht weder hören noch sehen kann?

Die überwiegende Mehrheit der Pflegekräfte gibt sich große Mühe, auch sprachunfähigen Bewohnern Informationen über das Pflegegeschehen zu geben und ihnen durch den Klang ihrer Stimme Trost und Sicherheit zu vermitteln. Aber es gibt auch Pflegekräfte, die sich zuweilen gedankenlos, unsensibel oder herablassend verhalten. So spotten einige über das Körpergewicht der Betroffenen (»Boah, da muss ich ja einen Kran holen!«), andere klagen über unangenehme Körpergerüche (»Nein …, das riecht hier ja wieder – da mag ich gar nicht zu Ihnen gehen …«)

Pflegekräfte, die so sprechen, verhalten sich unmenschlich. Sie gehen offensichtlich von der Annahme aus, dass die Betroffenen nichts mehr mitbekommen. Oder sie sind überarbeitet und daher Burn-out gefährdet. Ein solches Verhalten ist oft ein Ventil für Stress, Überarbeitung und Ekel. Manchmal allerdings auch für eine falsche Berufswahl. Eine Entschuldigung für dieses Verhalten ist das alles aber nicht. Es ist und bleibt inakzeptabel. Selbst Komapatienten können sich nach dem Erwachen oft an vieles erinnern, was zu ihnen gesagt wurde.

Gesprächsanteile übernehmen

Um den Bewohnern Zuwendung zu geben, sie sinnlich anzuregen und mit ihnen zu sprechen – auch wenn sie nicht mehr sprachfähig sind – sollten die Pflegekräfte den Gesprächsanteil der Bewohner mit übernehmen.

Beispiel:
Die Pflegekraft führt die Morgentoilette bei einer Bewohnerin durch, die sich im letzten Stadium der Alzheimer-Demenz befindet und vermutlich bald sterben wird. Sie reagiert nicht mehr auf Ansprache. Die Pflegekraft übernimmt beim Sprechen die Rollen beider Gesprächspartner, d. h., sie redet auch an Stelle der Bewohnerin. Damit imitiert sie gewissermaßen ein normales Gespräch:

1: »Frau M.?« (Kurze Pause) »Loslassen?«
2: »Sonst kann ich Sie nicht zurückdrehen.« (Kurze Pause) »So.«
3: »Nun liegen Sie wieder gut.«
4: »War's schlimm, hm? Nö, oder?«

5: »Gibt Schlimmeres, was?« (Längere Pause) »So.«
6: »Erfrischen wir jetzt noch das Gesicht, hm, Frau M.?«
7: »Sie haben kalte Hände. Möchten so gerne kratzen.« (Kurze Pause)
8: »Das juckt, was?«
9: »Wenn Sie immer so einen Plastikkram umhaben!«

Die Pflegekraft versucht, die Aufmerksamkeit der Bewohnerin durch die namentliche Anrede auf sich zu ziehen (1). Die an die alte Dame gerichteten Aufforderungen sind ausgesprochen kurz und verständlich (2). Einzelne Pflegeschritte kündigt sie nicht nur an, sondern sie begründet sie auch.

Es wird deutlich, dass die Pflegekraft sehr genau beobachtet. An mehreren Stellen spricht sie aus, was Frau M. vielleicht hätte sagen können (4), wenn sie dazu noch in der Lage wäre (5). Aber nicht nur das: Sie versetzt sich auch in die Lage der Bewohnerin und zeigt Mitgefühl bzw. Verständnis für deren möglich Empfindungen (7). So macht sie z. B. deutlich, dass sie das vermutlich durch die Inkontinenzeinlage hervorgerufene Kratzbedürfnis nachempfinden kann (8). Außerdem erkundigt sie sich nach dem Befinden der Bewohnerin – und das, obwohl sie genau weiß, dass ihr Frau M. nicht antworten kann. Die Fragen, die sie ihr stellt (z. B. 4) beantwortet sie jeweils nach einem prüfenden Blick ins Gesicht der alten Dame selbst (4/5). Insgesamt gesehen gelingt es ihr in bewundernswerter Weise, nicht nur respektvoll mit der Bewohnerin umzugehen, sondern ihr quasi auch ihre Stimme zurückzugeben.

Natürlich kann man mangels eindeutiger Reaktionen der Bewohner nicht beweisen, dass und welche kommunikativen Strategien gut für den Umgang mit nicht mehr sprachfähigen Menschen sind. Dennoch halte ich es für ein Qualitätsmerkmal menschenwürdiger Pflege, wenn Pflegekräfte grundsätzlich davon ausgehen, dass sterbende Bewohner noch etwas von dem Geschehen um sie herum mitbekommen und deshalb nicht nur nonverbal mit ihnen kommunizieren.

3.4 Kommunikation mit Angehörigen

In der Regel sind hier die nächsten Angehörigen, die in einer verwandtschaftlichen Beziehung zu dem Heimbewohner stehen, gemeint: Ehepartner und Kinder. Im Hinblick auf die veränderte Lebensphase vieler Menschen können aber in Zukunft zunehmend Menschen an Bedeutung gewinnen, die zwar nicht verwandt sind, aber denen sich der Heimbewohner nahe fühlt, wie Lebenspartner, Freunde oder Nachbarn.

Immer noch werden nahezu zwei Drittel der Kranken von ihren Familien zu Hause betreut und gepflegt – oft über einen langen Zeitraum. Pflegende Angehörige geraten dabei häufig unter hohen psychischen, physischen und sozialen Druck. Während der Pflege verschlechtert sich ihre körperliche Gesundheit, sie benötigen mehr Medikamente. In der Regel entscheiden sich Angehörige erst für einen Heimplatz, wenn die Grenzen der Belastbarkeit überschritten wurden.

Die Heimaufnahme bedeutet für die Angehörigen einerseits Entlastung, andererseits aber auch Verlust. Manchmal stellen sich Gefühle von Versagen, Angst und Trauer ein. Manchmal steht ein früheres Versprechen (»Ich bringe Dich niemals ins Heim!«) einer guten Heimaufnahme im Weg. Durch die lange und intensive Pflege erkennen die Angehörigen die Bedürfnisse des Kranken an dessen Mimik, Gestik und Haltung. Die Erwartungshaltung an die professionell Pflegenden, ebenso auf den Kranken einzugehen und alles zu tun, damit er sich im Heim wohl fühlt, ist daher sehr hoch.

In meiner Arbeit mit Altenpflegerinnen höre ich oft über Angehörige:

- dass sie immer im ungünstigsten Moment kommen;
- dass sie das Pflegepersonal bevormunden;
- dass sie nur die negativen Aspekte im Heim sehen und nur ihre Mutter oder ihren Vater;
- dass sie autoritär sind und immer besser wissen, was der Bewohner braucht, was für den Bewohner gut ist.

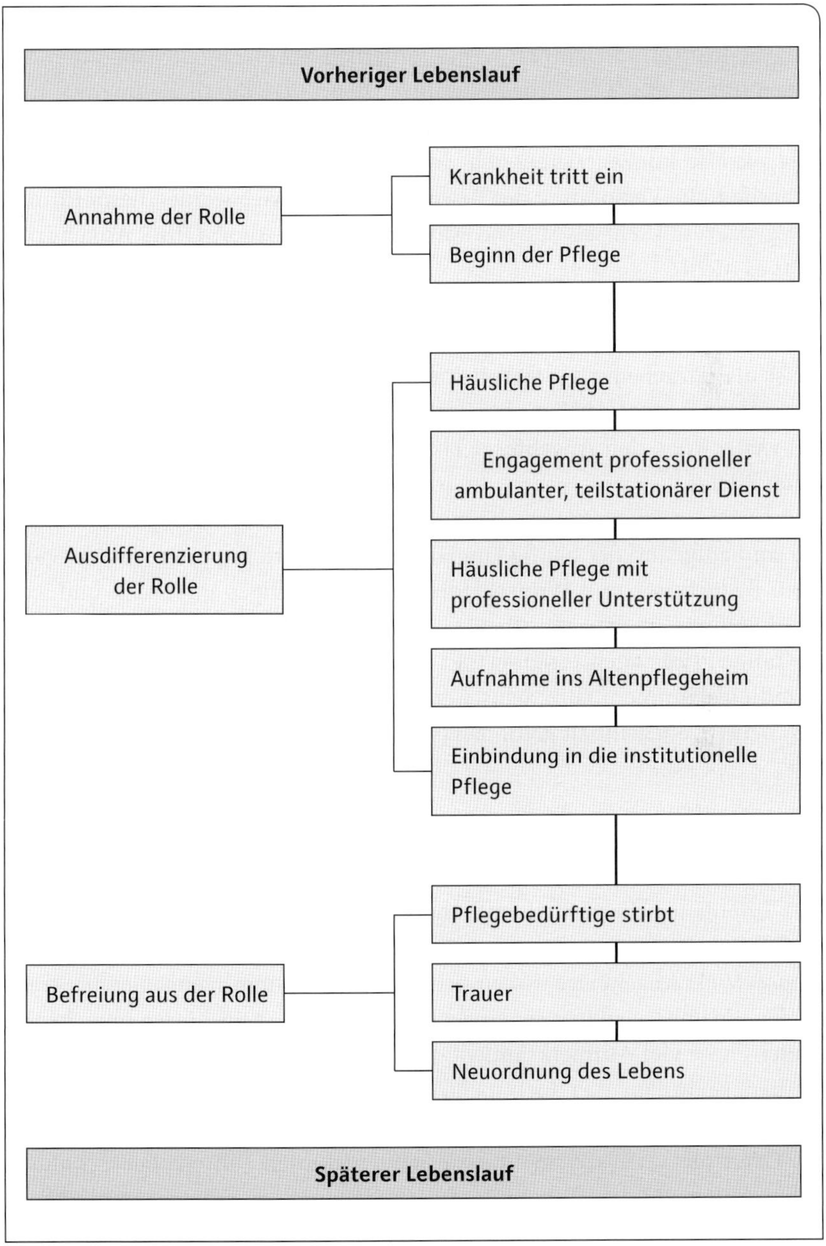

Abb. 7: Übergangsereignisse und Stadien des Pflegekontexts für Angehörige (nach Aneshaensel et al. 1995).

Neben den (Vor)-Urteilen, die Pflegekräfte über Angehörigen haben, wirkt sich die Institution Heim oft wenig förderlich auf die gute Kooperation mit Angehörigen aus. Die Arbeitssituation ist geprägt durch Zeitmangel und hohe Belastungen sowie durch feste Vorgaben, Regeln und Abläufe. Die Pflegekräfte konzentrieren sich daher verstärkt auf ihr primäres Aufgabengebiet, die Versorgung der Bewohner. Angehörige werden dann für den Pflegeprozess leicht als störend wahrgenommen. **Aber: Ohne Angehörige geht es nicht.**

Die Phasen, die Angehörige durchlaufen, wenn Sie ihre Eltern beispielsweise als pflegebedürftig wahrnehmen, ähneln denen der Trauer (vgl. Kap. 3.10). Vom Eintritt der Krankheit und dem Beginn der Pflege ist es oftmals ein weiter Weg, den Angehörige bis zum Tod mitgehen müssen, wie Abbildung 7 zeigt.

Sie sind aufgrund der häufig langjährigen Pflege zu Experten der individuellen Bedürfnisse und Wünsche des Pflegebedürftigen geworden und wollen ihr Wissen auch weitergeben. Gleichzeitig hat sich der Angehörige durch die lange Pflege auch verändert: Es ist vielleicht zu Rollenkonflikten in der Familie gekommen, zum Selbstwertverlust. Der Angehörige hat noch keinen neuen Lebensinhalt gefunden (späterer Lebenslauf).

3.5 Wie kann Angehörigenarbeit gelingen?

Der Impuls für die Kontaktaufnahme sollte von den Pflegekräften ausgehen. Sie verfügen über das entscheidende Fachwissen und sind im Heim zu Hause. Viele Angehörige wollen sich auch gern weiterhin engagieren, gerade in der Finalphase sollten sie eingebunden werden. Angehörige brauchen in dieser Phase viel Aufmerksamkeit: Sie wollen nicht, dass ihre Mutter/Vater sterben, sie wollen aber auch nicht, dass Mutter/Vater leiden, ebenso haben sie aber auch das Recht auf das eigene Leben. Das kann häufig ein schlechtes Gewissen verursachen und zu Schuldgefühlen führen. Die Schuldgefühle werden auf die Pflegekräfte übertragen und das führt zwangsläufig zu Ärger. Durch eine freundliche und respektvolle Haltung des Pflegepersonals können Angehörige ihre veränderte Situation besser bewältigen. Wenn sie sich selber angenommen und im Heim willkommen fühlen, gelingt es ihnen leichter, ihren Angehörigen loszulassen und abzugeben. Das miteinander Reden spielt eine zentrale Rolle.

Für die Pflegekräfte gilt: Nicht im kritischen Eltern-Ich oder im angepassten Kind-Ich bleiben! Besetzen Sie Ihr Erwachsenen-Ich mit Energie! Eine gezielte Einbindung in den Pflegeprozess kann für beide Seiten entlastend wirken.

3.5.1 Was können Pflegekräfte für eine gelingende Kooperation tun?

Emotionale Anteilnahme
Das Nachempfinden und Ernstnehmen von Gefühlen (Trauer, Abschiednehmen, Wunsch, den Bewohner gut versorgt zu wissen) entlastet Angehörige.

Informationssammlung und -weitergabe
Angehörigen sollten die Möglichkeit haben, sich auszusprechen bzw. wichtige Informationen weiterzugeben. Gleichzeitig möchten sie erfahren, wie es ihrem Angehörigen geht. Dies schafft Transparenz und beugt Missverständnissen vor.

Angehörige nicht unter Druck setzen
»Ihr Vater hat schon wieder die ganze Nacht geschrien – so geht das nicht mehr weiter!« oder »Ihre Mutter isst nicht mehr, wir müssen ein Sonde legen!« Mit diesen Sätzen wird Druck auf die Angehörigen ausgeübt, der das Verhältnis schwer belastet.

Sinnvoller ist es, sich über gemeinsame Ziele zu verständigen und Angehörige bei der Entscheidung für bestimmte Maßnahmen einzubinden. Die Übereinstimmung, an einem gemeinsamen Ziel, nämlich dem Wohlergehen des Bewohners, zu arbeiten, verbindet.

Zu Kritik ermuntern
Wenn Angehörige einen Ort haben, an dem sie ihre Anregungen, aber auch ihre Beschwerden vorbringen können, ist meist schon der erste Schritt in Richtung Lösung getan.

Feedback geben

Pflegekräfte sollten den Angehörigen auch mitteilen, was sich durch die Vereinbarungen, die Anregung verändert hat.

Exkurs: Das Drama-Dreieck

Trotzdem gibt es oftmals verfahrene Situationen in Einrichtungen. Da kommt eine Angehörige und man weiß schon von vornherein, wie das Gespräch ausgeht. Vielleicht finden Sie sich in der folgenden Situation wieder?

Beispiel:

Frau M., Bewohnerin, winkt die Pflegekraft heran: Sie hätte das Gefühl, ihre Tochter kommt gar nicht mehr so gern zu Besuch, »immer hat sie so viel zu tun«, aber sie traut sich nicht zu fragen, weil ihre Tochter sonst ein schlechtes Gewissen bekommt. Frau M. weint bei dem Gespräch.

Am Nachmittag kommt die Tochter (Frau T.) zu Besuch. Frau T. kommt in das Pflegedienstzimmer und begrüßt die Pflegekraft. Die Pflegekraft schildert das Anliegen von Frau M., die sehr in Sorge ist, weil die Tochter gar nicht mehr gern zu Besuch kommt. Frau T. schaut die Pflegekraft entsetzt an und schimpft unter Tränen: »Das ist doch wieder typisch für meine Mutter! Nie kann man es ihr recht machen…. Ich bin so oft hier, noch häufiger kann ich nicht, ich habe schließlich noch einen Haushalt und meine Arbeit. Um mich kümmert sich keiner und ich tue immer für alle etwas… mehr als aufreiben kann ich mich auch nicht…«

Die Pflegekraft tröstet Frau T. Als diese sich wieder beruhigt hat, begleitet sie sie zu ihrer Mutter. Am nächsten Morgen erfährt die Pflegekraft von ihrer Vorgesetzten, dass sich die Bewohnerin Frau M. über sie beschwert hat, weil sie ihrer Tochter Vorwürfe gemacht habe, dass sie nicht häufiger zu Besuch komme.

Diese Art der Kommunikation nennt man auch »Psychologisches Spiel« oder »Drama-Dreieck«. Es gibt drei Rollen: den Verfolger, das Opfer und den Retter.

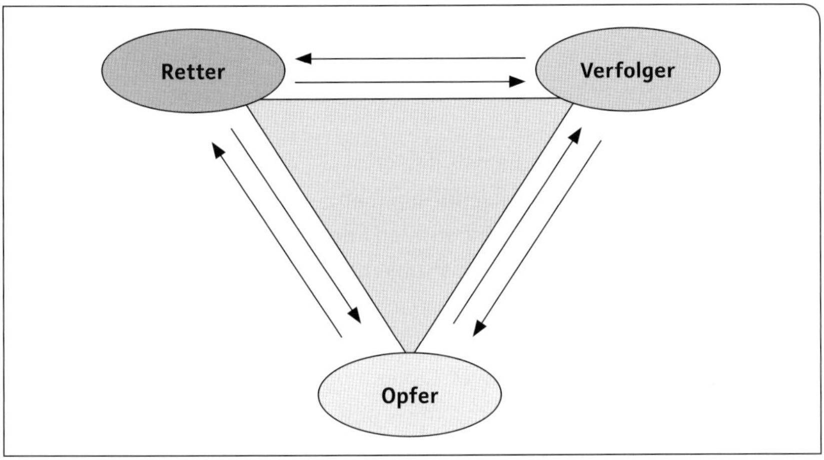

Abb. 8: Das Drama-Dreieck (nach Stephen Karpman).

Bezogen auf das Beispiel sieht das Drama-Dreieck folgendermaßen aus:

- Frau M. traut sich nicht, ihre Tochter zu fragen, sie weint. (Frau M. geht in die Opferrolle)
- Die Pflegekraft vermittelt das Anliegen von Frau M. an die Tochter Frau T. (Die Pflegekraft geht in die Retterrolle.)
- Frau T. schimpft auf die Mutter. (Frau T. geht in die Verfolgerrolle.)
- Frau T. weint. (Frau T. geht in die Opferrolle.)
- Die Pflegekraft tröstet. (Die Pflegekraft geht in die Retterrolle.)
- Frau T. beschwert sich bei der Vorgesetzten. (Frau T. geht in die Verfolgerrolle.)
- Die Altenpflegekraft ist sauer. Sie wollte ja nur vermitteln. (Die Pflegekraft geht in die Opferrolle.)

Impulsfrage

Kennen Sie Unterhaltungen aus Ihrem Berufsalltag oder privaten Umfeld, die friedlich beginnen und am Ende ein Unbehagen zurücklassen?

Gesprächsverläufe dieser Art sind nahezu überall zu beobachten, wo Menschen zusammenkommen: im Familienkreis, unter Freunden und Bekannten, am Arbeitsplatz. Gerade ein Altenheim gibt Raum für diese Art der Kommunikation in den Teams, mit Bewohnern und Vorgesetzten. Die Rollen in diesem »Spiel« kann man folgendermaßen definieren:

Das **Opfer** ist eine Person, die vorgibt,
- dass ihr die Kraft zum Problemlösen fehlt;
- dass andere sich für ihr Wohlbefinden ändern müssen;
- dass ihre Bedürftigkeit sie vom Problemlösen abhält;
- dass ihre Denkfähigkeit nicht ausreicht.

Das Opfer ist nicht nur passives Opfer, sondern übernimmt diese Rolle auch, indem es sich selbst als machtlos und die anderen beiden Rollen im Drama-Dreieck als mächtig erlebt.

Sich als Opfer zu erleben, hat auch einen Nutzen: Man darf jammern, denn die andern sind ja verantwortlich dafür, dass es einem schlecht geht. Man selbst sieht sich nicht in der Lage, seine Situation zu ändern. Doch diese »ohnmächtige« Position ist auch machtvoll. Das Opfer gibt die gesamte Verantwortung für sein Handeln und dessen Folgen an andere ab.

Der **Retter** ist eine Person, die
- sich auf grandiose Art zutraut, anderen zu helfen;
- Denken und Problemlösen ungefragt für andere übernimmt;
- mehr für andere tut, als sie ihnen mitteilt;
- Dinge tut, die sie eigentlich nicht tun mag.

Der Retter ist im Drama-Dreieck der vermeintlich »Mächtigere«. Er greift helfend ein und reißt oft die gesamte Verantwortung für das »Problem« des Opfers an sich. Retter reagieren auf tatsächliche Hilferufe von Opfern, meistens jedoch arbeiten sie ohne direkten Auftrag und beziehen die Legitimität ihres Handelns aus der Situation.

Der **Verfolger** ist eine Person,
- die andere herabsetzt, sie verletzt und übermäßig kritisiert;
- die andere bestrafen will;
- unter deren Verhalten andere leiden.

Der Verfolger ist im Drama-Dreieck der vermeintlich »Mächtige«. Er will das Opfer beschuldigen, bestrafen oder zur Rechenschaft ziehen. Ähnlich wie der Retter glaubt der Verfolger zu wissen, was die Ursache für eine problematische Situation ist. Doch während der Retter mehr für Verständnis und sanfte Lösungen wirbt, plädiert der Verfolger für Konsequenz und Härte.

Wenn man sich erst einmal in eine Drama-Dreieck-Situation begeben hat, können im Verlauf des Gesprächs die einzelnen Rollen häufig gewechselt werden (vgl. Frau T.).

Impulsfrage

Wie steigt man aus diesem Drama-Dreieck, das ja manchmal ein Drama-Karussell ist, aus?

Einladungen in das Drama-Dreieck sind gut zu erkennen: Sie beginnen zumeist mit den Worten »immer«, »nie«, »alle«, keiner«. (»Jedes Mal kommst Du zu spät« – »Keiner kümmert sich um mich« – »Immer muss ich alles allein machen«). Indem Sie diese Art der Abwertung zurückweisen, vermeiden Sie den Einstieg in das Drama-Dreieck, was allemal besser ist, als sich mühsam daraus zu befreien.

Die nächste Möglichkeit:
- Erkennen Sie, zu welcher Rolle Sie neigen.
- Achten Sie auf Ihre Gefühle. Fühlen Sie sich minderwertig und schwach (Opfer), aggressiv, ungeduldig oder überlegen (Verfolger) oder fühlen Sie sich kompetent, hilfsbereit und moralisch überlegen (Retter)?
- Steigen Sie aus Ihrer Rolle aus!

Das Opfer kann
- nützliche Hilfe erbitten und annehmen,
- eigene Möglichkeiten zur Problemlösung durchdenken und
- seinen Gefühlen folgen.

Der Retter kann

- die eigenen Fähigkeiten von Ratsuchenden respektieren,
- erfragen, was diese wirklich brauchen,
- seine eigenen Kräfte und Fähigkeiten realistisch einschätzen und sein Verhalten darauf abstimmen.

Der Verfolger kann

- seine Energie für eine Veränderung der Situation einsetzen und von der Beherrschung des / der andern abziehen,
- seine Interessen durch Verhandeln und nicht durch Besiegen durchsetzen,
- »Nein« sagen, statt dem anderen Vorwürfe zu machen.

Der Ausstieg

Bezogen auf das Fallbeispiel könnten Sie Frau M. fragen, ob sie möchte, dass Sie mit der Tochter sprechen? Sie können anbieten, dass Sie bei dem Gespräch dabei sind. So können alle Beteiligten ihre Energie in das Gespräch investieren und nicht in überflüssige Spiele.

Oft steht hinter den Vorwürfen der Angehörigen eine Sorge um die Eltern, gepaart mit dem schlechten Gewissen, dass sie ihre Eltern nun in ein Heim gegeben haben. Das drückt sich aus in Formulierung wie: »Der rote Pullover meiner Mutter ist verschwunden« – »Mein Vater sagt, es hat sich heute keiner um ihn gekümmert« – »Im Schrank meiner Mutter liegen fremde Schlüpfer« etc. Die Angehörigen agieren hier aus der Rolle der Verfolger. Damit Sie nicht in die Opferrolle gehen, können Sie die Ansprüche realistisch prüfen (»Ich schaue jetzt(!) nach.« – »Wir sehen mal gemeinsam in die Dokumentation.« – »Wir fragen in der Wäscherei nach«)

Häufig sind Bemühen und Nachempfinden schon Ausdruck für das Verständnis von Pflegekräften um die Sorge der Angehörigen. Der nächste Schritt ist, die Angehörigen um Mithilfe zu bitten. Angehörige sind oft ganz dankbar, wenn sie etwas tun können. Gerade in der Begleitung von sterbenden Eltern(teilen) können Angehörige so Dankbarkeit und Unterstützung ausdrücken.

Fallbeispiel zur Impulsfrage

Frau Müller, eine 70-jährige Dame mit metastisierendem Mamma-Karzinom wurde vor zwei Wochen wegen einer plötzlichen Reduktion ihres Allgemeinzustandes zur Diagnostik ins Krankenhaus verlegt. Im Krankenhaus erleidet sie einen Schlaganfall. Nach der Verlegung in das Pflegeheim ist eine Stuhlinkontinenz mit häufiger Entleerung kleinerer Stuhlmengen hinzugekommen.

Nach längerem Auslandsaufenthalt besucht die Tochter von Frau Müller ihre Mutter und ist über den Zustand empört.

Situation

Die Pflegekraft D. ist gerade auf dem Flur, als die Tochter das Zimmer ihrer Mutter verlässt. Die Tochter geht auf die Pflegekraft D. zu, spricht sie laut und erregt an: »Mein Mutter hat ja Windeln an. Das ist ja unwürdig! Typisch Altenheim! So sieht man es ja auch immer in den Nachrichten. Meine Mutter ist gar nicht mehr so fröhlich wie früher. Sie kümmern sich ja gar nicht richtig um sie!«

Pflegekraft D: »Wir haben ja nicht nur einen Patienten! Wir haben uns den ganzen Morgen um ihre Mutter gekümmert! Und außerdem waren sie ja ewig nicht hier!«

Beantworten Sie folgende Fragen:

- Welche Gefühle vermuten Sie bei dem Angehörigen? In welcher Rolle des Drama-Dreiecks befindet sich die Angehörige?
- Welche Gefühle hat die Pflegekraft? Und in welcher Rolle ist sie?
- Wie stellen Sie sich den weiteren Verlauf des Gespräches vor?
- Würden Sie anders reagieren und wenn ja, wie? Benennen Sie möglichst konkret Ihr Vorgehen und Iihr Gesprächsangebot, um aus diesem »Spiel« auszusteigen.

3.6 Kommunikation im Team

Mitte er 1960er-Jahre fanden Psychologen heraus, dass effektive Teams aus Personen bestehen, die psychisch auf Distanz bleiben und sich nur auf die Aufgabe konzentrieren. Teamfähig ist also, wer gemeinsam mit seinen Kollegen gegen Probleme kämpft, nicht gegen Menschen. Teamfähig ist, wer ein Problem selbst dann mit anderen optimal löst, wenn er die anderen überhaupt nicht leiden kann.

Ja, das wäre wünschenswert, aber – wie sooft – sieht die Realität anders aus: Gute Teams sind in der Praxis selten. Der Normalfall sind Reibungsverluste, Konkurrenz, Neid, Missachtung von Absprachen, fehlende oder unklare Leitungsstrukturen, unklare Aufgabenteilung oder Unzuverlässigkeit bei der Aufgabenteilung.

Unbestreitbar haben Teams Vorteile: Teams nehmen die Komplexität von Organisationen am besten auf. Sie sind relativ flexibel im Umgang mit dem Unkalkulierbaren. Teams sind effizient als Subsystem, denn sie garantieren die Handlungsfähigkeit des gesamten Unternehmens. Funktionsfähige Teams sichern den Erfolg eines Unternehmens.

Teamfähigkeit bedeutet aber nicht, gruppenfähig oder gar pflegeleicht zu sein. Allenfalls eine gewisse Anpassungsfähigkeit wird benötigt. Die vernetzte Informationsverarbeitung, das kreative Denken, der gemeinsame Erkenntnisgewinn – das ist fähige Teamarbeit! Wenn Sie ein gutes Team werden wollen, müssen Sie sich vor der Teamarbeit folgende zentrale Fragen stellen:

Was sind unsere Ziele und Aufgaben?
- Was wollen wir tun?
- Was ist das (gemeinsame) Ziel?
- Welche Ziele setzen wir uns / wurden uns vorgegeben?
- Die wichtigsten Kriterien für Ziele sind: realistisch, überprüfbar und erreichbar

Wer übernimmt welche Rollen im Team?
- Welche Aufgaben hat das einzelne Teammitglied?
- Welche Qualifikation, Stärken, Erfahrungen bringt die Einzelne mit?
- Wer ist wofür zuständig und mit welcher Kompetenz (Rollenverteilung)
- Was braucht die Einzelne, um ihre Aufgabe erfüllen zu können (Informationen, Weiterbildungen, Material, Voraussetzungen, etc.)

Welche Regeln der Zusammenarbeit wollen wir uns geben?

- Wie wollen wir zusammenarbeiten, damit wir unsere Arbeitsziele erfüllen (Verhalten!)?
- Worauf legen wir Wert? Worauf wollen wir achten?
- Was muss jede tun, damit wir unsere Zusammenarbeit als optimal erleben?
- Wie schaffen wir Freiräume zu Reflexionen über die Zusammenarbeit? (vgl. Metz & Heimerl 2005)

3.6.1 Regelmäßige Besprechungen

Die wichtigste Ressource im Team sind regelmäßige Besprechungen. Sicherlich kosten diese Besprechungen Zeit, die von der Pflege der Bewohner abgeht. Es kostet aber viel mehr Zeit, jene Konflikte zu bearbeiten, die deswegen entstehen, weil keine regelmäßigen Besprechungen durchgeführt werden!

Gute Kommunikation ist charakterisiert durch Offenheit, Ehrlichkeit (verbunden mit Taktgefühl), Sensibilität für die Bedürfnisse anderer sowie gegenseitiges Vertrauen, das befähigt, sowohl Verletzlichkeit als auch Stärke miteinander zu teilen. Und: Es braucht auch Kommunikation nach außen. Das Team sollte mit Fachleuten von außerhalb Kontakt aufnehmen und sich mit ihnen beraten. Ein Team muss jederzeit erkennen können, ob entsprechende Hilfe von außen in Anspruch genommen werden muss.

3.6.2 Interdisziplinäre Teams

Jedes Teammitglied bringt seine eigene berufliche Fähigkeit in die tägliche Arbeit ein. Das sogenannte »interdisziplinäre Team« bringt aber auch die »guten alten« beruflichen Gewohnheiten und Traditionen mit ein.

Zur Betreuung schwerkranker und sterbender Menschen werden sehr unterschiedliche Teams eingerichtet. In Heimen sind die beteiligten Team-Mitglieder in der Pflege von Sterbenden hauptsächlich Pflegekräfte, Haus- und Fachärzte, EA-Koordinatorin oder Ehrenamtliche, Pastoren, Ergotherapeuten, evtl. auch Küchenmitarbeiter und Verwaltungsangestellte.

Es ist wohl unbestritten, dass interdisziplinäre Palliativteams effektiver darin sind, die Bedürfnisse von Bewohnern und ihren Angehörigen zu identifizieren. Doch diese Teams sind eben auch »unüblich«, d.h. sie müssen zunächst, wie alle neuen Teams, arbeitsfähig werden. Sollen Lernprozesse und Veränderungen nachhaltig wirken, so brauchen sie Zeit für Experimente und Reflexionen. Diese Teams sind angewiesen auf Menschen, die bereit sind, ihre eigenen Routinen und Standpunkte zu erkunden und relativieren.

Exkurs: In welcher Phase befindet sich ihr Team? (Teamdynamiken)

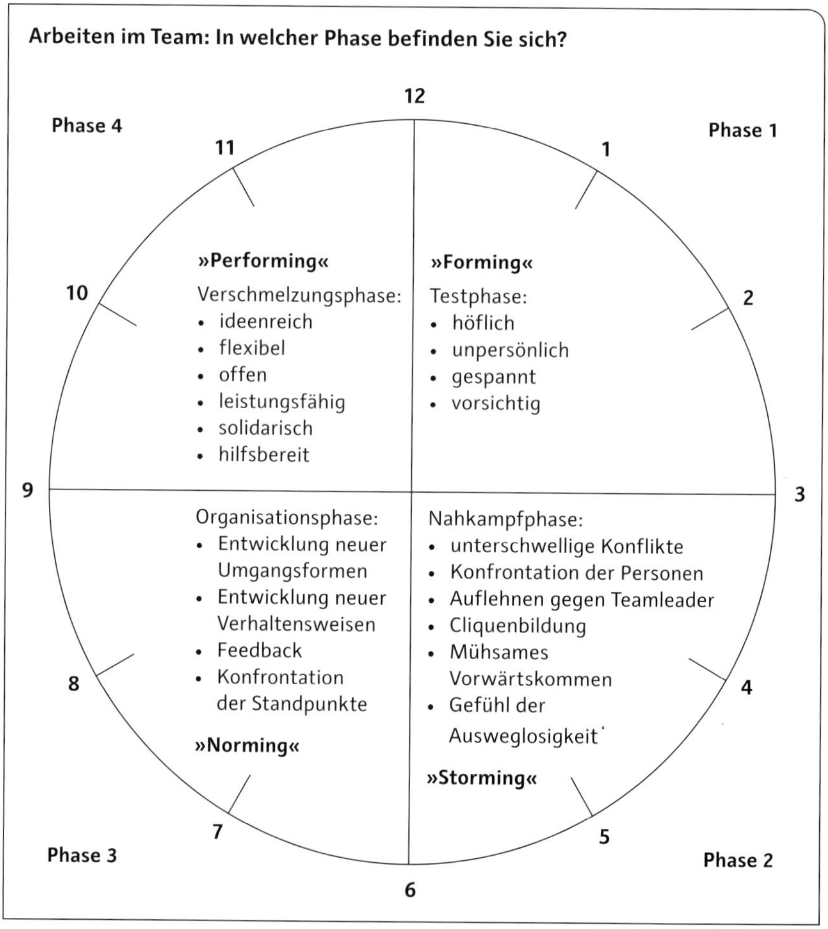

Abb. 9: Arbeiten im Team (vgl. Francis & Young 1998).

Anhand der Teamentwicklungsuhr können Sie herausfinden, in welcher Phase sich Ihr Team gerade befindet und was Sie brauchen, um gut miteinander arbeiten zu können. Auch wenn ein Team neu entsteht oder ein neues Mitglied in ein bestehendes Team aufgenommen wird, durchläuft das Team vier Phasen der Entwicklung.

1. Forming
In der ersten Phase gehen die Menschen entweder freundlich, aufgeschlossen und unvoreingenommen auf einander zu oder sie verhalten sich zunächst reserviert und abwartend.

2. Storming
Diese Phase ist, in unterschiedlichen Ausprägungen, von Konflikten und Eskalationen gekennzeichnet. Hier loten die Beteiligten ihre Grenzen und die der anderen Mitglieder aus.

3. Norming
In dieser Phase werden Regeln für die Zusammenarbeit definiert, um die Rollen- und Aufgabenteilungen eindeutig zu klären. Hier werden häufig Prozesse und Kommunikation abgestimmt, damit das gewünschte Ergebnis oder Ziel erreicht werden kann.

4. Performing
Die vierte Phase ist vom Erfolg der Teamentwicklung geprägt. Alle Teammitglieder arbeiten abgestimmt Hand in Hand und können so die beste Begleitung einbringen. Dieses Modell unterstützt die Erkenntnis, dass die Phasen Storming und Performing feste Bestandteile einer erfolgreichen Teamentwicklung sind und nicht Kennzeichen für ein schlechtes Team.

Der verbundene Mehrwert für ein Team besteht in der Reduzierung negativer Emotionen und der Förderung der Akzeptanz für einen natürlichen Entwicklungsprozesses. So ist es wichtig, dass ein Team nicht in der Storming Phase verweilt, sondern die Norming Phase eigeninitiativ einleitet.

Um eine gute Teamentwicklung zu begleiten sind folgende Fragen hilfreich:

- Was macht die Leute müde, was zermürbt? (Arbeitsdruck, persönliche Probleme, unrealistische Erwartungen etc.)
- Wie nimmt ein Team ein neues Mitglied an?
- Wie geht das Team mit Personalmangel um? Es ist höchst problematisch das Niveau zu senken oder schlampig zu arbeiten. Bei chronischen Engpässen kommt es entscheidend darauf an, begründete Prioritäten zu setzen (welche Arbeiten können ausgesetzt werden, was lässt sich schneller erledigen?)
- Wie überprüft ein Team seinen Arbeitsprozess?

In Hospizen gelingt die interdisziplinäre Zusammenarbeit außerordentlich gut. Die Vielzahl der verschiedenen Berufsgruppen sowie Haupt- und Ehrenamtlichen arbeitet sach- und aufgabenorientiert zusammen. Wenn es gelingt, diese Erfahrung auf die Altenheime zu übertragen, bildet das Zusammenwirken der unterschiedlichen Professionen und Persönlichkeiten den zentralen Erfolgsfaktor für die Arbeit mit Sterbenden, im Team und für die Organisation.

3.7 Kommunikation mit Ehrenamtlichen

Seit jeher ist die Arbeit von Ehrenamtlichen in der Begleitung Schwerstkranker und Sterbender selbstverständlich. Im Gegensatz zum ambulanten Bereich, in dem die Begegnung zwischen Haupt- und Ehrenamtlichen eher anlassbezogen stattfindet, stoßen diese in stationären Einrichtungen in der Regel auf bereits bestehende hauptamtliche Teams. Hier stellt sich die Frage nach der Zusammenarbeit daher in besonderem Maße: Pflegekräfte sind für Ehrenamtliche wichtige Ansprechpersonen, sei es hinsichtlich patientenbezogener Belange oder organisatorischer Angelegenheiten.

Was ist also notwendig, um die Integration ehrenamtlicher Mitarbeiter so zu organisieren, dass daraus eine gelungene interdisziplinäre Zusammenarbeit und ein Mehr an Versorgungsqualität erwachsen können?

3.7.1 Charakteristika ehrenamtlichen Engagements

Viele Menschen fühlen sich zu dem Bereich Sterben, Tod und Trauer hingezogen und möchten sich ehrenamtlich engagieren. Oftmals ist es ein eigener Abschied, den die Ehrenamtlichen bearbeiten wollen: Die eigenen Eltern sterben oder sind gestorben; es gab einen Abschied in der Partnerschaft oder den Verlust des Arbeitsplatzes. Aufgrund dieser Erfahrungen beschäftigen sich Menschen mit dem Thema Abschied und wollen andere dabei begleiten.

Das Ehrenamt

Der Begriff »Ehrenamt« wird im Rahmen der Hospizarbeit noch immer verwendet, während in vielen anderen Bereichen zunehmend neuere Bezeichnungen wie z. B. »Freiwilligenarbeit« oder »Bürgerschaftliches Engagement« üblich sind. Mit allen Begriffen ist gemeint, dass Menschen sich freiwillig und unentgeltlich für Aufgaben, die im Dienste der Allgemeinheit stehen, engagieren.

Die Motivation von Ehrenamtlichen hat sich verändert: Während die Menschen früher nur etwas für andere tun wollten, finden sich heute zunehmend Menschen im Ehrenamt wieder, die eine sinnvolle Aufgabe neben ihrem Beruf suchen. Das neue Ehrenamt ist gekennzeichnet durch eine thematische Differenzierung, einen temporären Charakter sowie eine überschaubare Gruppe, innerhalb derer man sich engagiert.

Ehrenamtliche sind in der Regel keine homogene Gruppe: Es engagieren sich mehr Männer als Frauen, das Alter liegt zwischen 20 und 60 Jahren und die Motivationen sind sehr unterschiedlicher Natur:

- Bewältigung persönlicher Probleme
- Genügend Zeit
- Selbstverwirklichung
- Mit anderen Menschen über Sterben, Tod und Trauer sprechen
- Anderen helfen wollen

3.7.2 Die Aufgaben der Ehrenamtlichen

Manche Ehrenamtlichen sind erfüllt von der bangen Hoffnung, beim letzten Atemzug eines anderen dabei zu sein, etwas von dem »Danach« zu spüren und eine Bereicherung für das eigene Leben zu erfahren. Wirklich am Sterbebett zu sitzen und jemandem bei seinem letzten Atemzug zu begleiten, ist jedoch nur ein ganz kleiner Abschnitt in der Begleitung. Auch tiefgründige Gespräche über den herannahenden Tod gehören nicht zwangsläufig zu einer Begleitung.

Was Ehrenamtliche tun können, hängt in erster Linie von den Wünschen der Betroffenen und ihrer Angehörigen ab. Als »Fachleute für das Alltägliche« (Student 1997, S. 39) sollen sie das Sterben, das zunehmend von Fachleuten begleitet wird, in die Normalität zurückbringen und »entprofessionalisieren«. In der Praxis kann das so aussehen, dass Ehrenamtliche Kaffee kochen, vorlesen oder Gespräche führen. Sie bringen die Zeit auf, um am Bett eines Sterbenden zu sitzen oder Angehörige zu entlasten. Das ehrenamtliche Engagement muss aber nicht auf die direkte Begleitung Schwerkranker und Sterbender beschränkt sein. Auch »patientenferne« Tätigkeiten können ehrenamtlich organisiert werden, z. B. die Ausrichtung einer Feier, die Übernahme von Verwaltungsaufgaben oder Tätigkeiten im Bereich der Öffentlichkeitsarbeit.

3.7.3 Ehrenamtliche gewinnen

Vor dem ersten Einsatz der ehrenamtlichen Mitarbeiter steht die Aufgabe, sie zu gewinnen und nach Möglichkeiten auch dauerhaft an die eigene Einrichtung zu binden. Die Mehrzahl der Ehrenamtlichen kommt über einen persönlichen Kontakt zu ihrem Engagement. Oft sind es Angehörige, deren Verwandte in dem Altenheim verstorben sind. Über die persönliche Ansprache hinaus ist es ratsam, mit dem Angebot in die Öffentlichkeit zu gehen, um potenzielle Ehrenamtliche anzusprechen. Hier stehen alle Methoden der Öffentlichkeitsarbeit zur Verfügung (Stadtteilzeitung, Hausfeste, Flyer etc.). Eine andere Möglichkeit ist es, mit ambulanten Hospizgruppen, Palliativstationen und stationären Hospizen zusammenzuarbeiten, die oftmals schon einen Stamm an Ehrenamtlichen haben.

3.7.4 Voraussetzungen für eine erfolgreiche Integration

Ehrenamtliche Mitarbeiter sind weder Angehörige noch hauptamtliche Mitarbeiter. Sie besitzen einen eigenen Status. Auch wenn Angehörige von Verstorbenen ehrenamtlich in der Sterbebegleitung mitarbeiten oder Gesundheits- und Krankenpfleger, Ärzte oder Altenpfleger sich ehrenamtlich engagieren, muss klar sein, dass es sich hier um eine andere Rolle als die Berufs- oder Angehörigenrolle handelt.

Keine Ersatzleute

Ehrenamtliche Mitarbeiter dürfen kein Ersatz für bezahlte Kräfte sein. Sie bringen eine Dimension in die Begleitung, die professionelle Kräfte nicht erfüllen können.

Für das Heim beinhaltet der Umgang mit dieser Rolle auch zusätzliche Aufgaben. Die Bedingungen für ehrenamtliche Mitarbeit sind wegen der stark unterschiedlichen Ausgangssituationen in den Heimen immer anders. Es empfiehlt sich, die Mitarbeit von ehrenamtlichen Helfern konzeptionell zu verankern und daraus abgeleitet Rahmenbedingungen für den Einsatz von Ehrenamtlichen festzulegen. Die Rahmenbedingungen sollen Klarheit über die Aufgaben des Heims sowie die Aufgaben der Ehrenamtlichen schaffen.

3.7.5 Konzept für die Integration

Hospizhelfer müssen sich mit dem System »Heim« abstimmen. Das kann aufwendig sein und muss nicht als Selbstverständlichkeit gesehen werden. Ratsam ist es, Ehrenamtliche vor der Ausbildung zum Sterbebegleiter ein bis zwei Tage auf der Station hospitieren zu lassen. Das hat Vorteile: Erstens können sich Pflegepersonal und Ehrenamtliche vor dem Einsatz kennenlernen und sich gegenseitig als Entlastung und Anleitung verstehen.

Erhöhung der Qualität

Bei leerer werdenden Kassen wird ohne die Kooperation mit Ehrenamtlichen keine qualitative Leistung erbracht, die auch nur annähernd dem Anspruch des Sterbenden angemessen ist. Daher ist die regelhafte Kooperation ein wesentlicher Faktor bei der Herstellung qualitativer Leistungen.

Zweitens kann der Ehrenamtliche die Atmosphäre eines Alten- und Pflegeheims wahrnehmen und Fremdes abbauen. Nicht alle Ehrenamtliche kommen aus dem psychosozialen Bereich und haben einen Heimalltag kennengelernt. So können Haltungen und Selbstverständnis von professionellen Pflegekräften und Ehrenamtlichen nicht nur im Vorfeld einen gelungenen Prozess in der Betreuung von Sterbenden einleiten, sondern auch zu einer Organisationseinheit zusammengefasst werden.

Erweiterung der Ressourcen

Die Qualität der Dienstleistung im Bereich Palliative Care wird sich daran messen lassen müssen, wie Ehrenamtliche und Hauptamtliche das Lebensende des Bewohners gemeinsam gestalten und damit die Qualität der Leistungserbringung im Verhältnis der zur Verfügung stehenden Ressourcen verbessern.

Daher gibt es in der Ausbildung von Ehrenamtliche mehrere Module, die von lokalen Kräften des Hauses unterrichtet werden sollten: Demenz, Grundpflege, kleine Hilfen am Pflegebett, Unterrichtseinheit zum Pflegealltag auf der Station. Für die Ehrenamtlichen bleibt das Wissen nicht nur abstrakte Theorie sondern wird zum konkreten Hinweis zum Umgang mit Sterbenden und Schwerstkranken.

Drittens sind durch die zentrale Anbindung und Betreuung der Ehrenamtlichen gemeinsame Standards gewährleistet. Durch regelmäßige Fortbildung und Schulung werden diese weiterentwickelt. Durch gemeinsame Fortbildung und regelmäßige Treffen können die Ehrenamtlichen ihr eigenes Selbstverständnis entwickeln und einen angemessenen Platz neben den

Professionellen einnehmen. Das stärkt ihr Selbstbewusstsein und erhöht ihre Zufriedenheit. Ihre multiplikatorische Funktion für die Gewinnung neuer Ehrenamtlicher wird damit gefördert.

Erweiterung der Einsatzbereiche

Wenn eine Vielzahl unterschiedlicher Einsatzbereiche besteht, können Ehrenamtliche gezielt nach ihren Interessen und Fähigkeiten eingesetzt werden.

Natürlich sind Ehrenamtliche immer etwas weniger verfügbar und auch schlechter einzuplanen als bezahlte Mitarbeiter. Aber sie sind bei aller Planbarkeit und Struktur in der Heimversorgung unabdingbar notwendig, wenn es um die Begleitung der Sterbenden geht.

3.7.5.1 Inhalt des Konzepts

Der Einsatz von Ehrenamtlichen auf der Station kann unter Anwesenheit der mitwirkenden Palliativ-Koordinatoren erfolgen, die auch Teile des Kurses begleiten können. Die Ausbildung verläuft in drei Modulen:

1. Einführungstag
2. Einführungskurs
3. Praktikum

Einführungstag (Auswahl und Informationsveranstaltung)

- Motivation – Warum möchte jemand diese Tätigkeit aufnehmen?
- Erwartungen – Was erhofft bzw. befürchtet man bei dieser Tätigkeit?
- Erfahrungen mit Schwerkranken, Sterbenden und Trauernden?
- Wie reagiert das Umfeld auf das Interesse, sich in diesem Bereich ehrenamtlich zu engagieren?
- Welche zeitlichen und persönlichen Ressourcen können eingebracht werden?

Jede Einrichtung muss ihre Erwartungen an ihre ehrenamtlichen Mitarbeiter (Bereitschaft zu einer Qualifizierungsmaßnahme, der zeitliche Mindesteinsatz, eine regelmäßige Rückmeldung) klar formulieren.

Einführungskurs (vgl. **oben**)

- »Tod und Sterben« (u. a. Sterbephasen nach Kübler-Ross)
- »Begleitung« (Gesprächsführung)
- »(Non-)verbale Kommunikation/Zuhören«
- »Hospizgedanke« (seit Saunders)
- »Ehrenamt und Psychohygiene«
- »Trauer« – »kleine Hilfen am Krankenbett« (Grundpflege)
- »Krankheit und Schmerz«
- »Religiöse/spirituelle Begleitung«
- »Krankheitsbilder im Alter unter besonderer Berücksichtigung von Demenz«

Praktikum

- Wie gestaltet sich ein Praktikum und wie der zukünftige Einsatz?

Supervision

- Was ist Supervision, was kann der Teilnehmende in der Supervision einbringen?

3.7.6 Gründe gegen ein ehrenamtliches Engagement

Die Einrichtung, die mit Ehrenamtlichen arbeitet, hat eine doppelte Verantwortung: Gegenüber dem sterbenden Menschen und seinen Angehörigen sowie den ehrenamtlichen Mitarbeitern. Diese Verantwortung erfordert einerseits Fürsorge für die Ehrenamtlichen und andererseits auch Kontrolle derselben. Ehrenamtliche führen ihre Tätigkeit im Namen der Organisation aus, die Verantwortlichen müssen sicher sein, dass die Freiwilligen ihre Arbeit gut machen und sich nicht überfordern.

Ausschlusskriterien

Es gibt zwar keine harten Kriterien, nach denen Personen für die Arbeit mit Schwerstkranken und Sterbenden als »ungeeignet« eingeschätzt werden, aber Empfehlungen: psychische Erkrankungen, missionarische Einstellungen gegenüber Schwächeren und eigene akute Trauerfälle sprechen oft gegen einen Einsatz.

Die Absage gegenüber Interessenten fällt oft schwer. Es ist jedoch zu bedenken, dass alle ehrenamtlichen Mitarbeiter immer auch die Organisation repräsentieren. Deshalb ist es sinnvoller, manchmal auf eine Mitarbeit zu verzichten, und dies auch klar zu formulieren.

Schwierigkeiten bei den Koordinationsaufgaben, Praxisbegleitungen und Supervisionen

Die Koordination von Ehrenamtlichen ist eine wichtige Aufgabe. Sie kann ehren- oder hauptamtlich erfolgen, wobei eine hauptamtliche Koordination empfehlenswert ist. Hier wird der Bedarf an Unterstützungsleistung ermittelt und überlegt, welche Ehrenamtlichen für welche Aufgaben geeignet sind. Koordinierungsaufgaben hören nach der Vermittlung nicht auf, sondern gehen in die Praxisbegleitung über.

Die meisten Fragen in der Begleitung Schwerstkranker und Sterbender ergeben sich für Ehrenamtlichen erst in der Praxis. Deshalb ist es wichtig, dass sie die Möglichkeit haben, während ihrer Einsätze kontinuierlich um Rat zu fragen. Fürsorge den Ehrenamtlichen gegenüber wahrzunehmen bedeutet auch zu sehen, wann Ehrenamtliche mit ihren Aufgaben überfordert sind und darauf zu reagieren, z. B. die Anzahl der Begleitung zu begrenzen. Auch sind Pausen nach den Begleitungen obligatorisch. Die Länge der Pausen entscheiden Ehrenamtliche selbst. Während dieser Pausen hört die Betreuung durch die Organisation nicht auf, sondern die Ehrenamtlichen sind weiterhin in Gruppenaktivitäten, Supervisionen u. a. eingebunden.

Der Wert regelmäßiger Supervision

Mittlerweile gilt regelmäßige Supervision der ehrenamtlichen Mitarbeiter als Qualitätsmerkmal. Oft ist eine gute (interne) Praxisbegleitung für die meisten Situationen ausreichend, nur in Ausnahmefällen ist das Hinzuziehen externer Supervisoren erforderlich.

Schwierigkeiten bei der Zusammenarbeit von Hauptamtlichen und Ehrenamtlichen

Die Zusammenarbeit von Ehrenamtlichen und Hauptamtlichen läuft nicht immer so, wie man sich das wünscht, wenn man gemeinsam für eine gute

Sache tätig ist. Hauptamtliche üben ihren Beruf aus und werden dafür bezahlt; Ehrenamtliche arbeiten unentgeltlich in ihrer Freizeit. Dies kann zu gegenseitiger Konkurrenz und Abwertung führen.

Nach meiner Erfahrung ist es sehr hilfreich, diese Unterschiede zu thematisieren, um ein gegenseitiges Verständnis füreinander zu entwickeln. Es ist wichtig, auf eine klare Aufgabenteilung hinzuarbeiten, und auch transparent darzulegen, welche Arbeitsbedingungen und Zielvorgaben es für Ehren- und Hauptamtliche gibt.

Gründe für Konflikte in der Zusammenarbeit von Ehren- und Hauptamtlichen sind oft eingeschränkte zeitliche Verfügbarkeit oder aber scheinbar unbegrenzte zeitliche Ressourcen. Bei eingeschränkter Zeit orientiert sich der Einsatz von Ehrenamtlichen eher an ihren Wünschen als an den Bedürfnissen der Organisation. Bei scheinbar unbegrenzten zeitlichen Ressourcen artet das Ehrenamt leicht in Selbstausbeutung aus.

Impulsfrage

Welche Aufgaben würden Sie ehrenamtlichen Mitarbeitern übertragen und warum?

3.8 Rituale in der Begleitung Sterbender

Jeder Tag eines jeden Menschen spielt sich in ritualisierter Form ab. Das Frühstück: gemütlich mit Ei, Kaffee und Zeitung oder doch zuerst die Zigarette und nur ein »Pott« Kaffee? Jeden Tag weisen wir jedem dieser kleinen Alltäglichkeiten seinen besonderen Platz zu und registrieren mit Unbehagen, wenn eine von ihnen – aus welchem Grund auch immer – zum schnellen, vorsorglichen Zweck wird: Nach Dienstschluss nach Hause, die Kleidung wechseln und mit dem Hund spazieren gehen, bevor die Familie nach Hause kommt? Wenn es zu Überstunden kommt oder etwas anderes Unvorhergesehenes passiert, kann man seinen ritualisierten Ablauf nicht mehr aufrecht erhalten. Die eigentlich heilsamen Minuten unseres Tagesablaufs werden als Stress wahrgenommen.

Ein Ritual ist individuell und gibt Struktur.
Auch Feste und Feiern, wie z. B. Schützenfeste, Geburtstage und Hochzeiten, haben ihre ritualisierten Abläufe und Strukturen bzw. einen zeitlichen Rahmen. Gerade diese machen solche gesellschaftlichen Ereignisse so interessant und kalkulierbar. Oder würden Sie gern das ganze Jahr Weihnachten feiern?

Ein Ritual hat einen geregelten Ablauf, einen zeitlichen Rahmen. Es hat eine soziale Funktion, weil es Menschen zusammen führt – oder auch trennt. Ebenso ist es bei Beerdigungen. Wenn wir zu einer Beerdigung gehen, wissen wir, dass es einen Rahmen gibt, der Sicherheit gibt. Es gibt eigene Ausdrucksformen: Durch symbolische Handlungen (Musik, Kerzen, ritualisierte Gesprächsformen) kann die eigene Trauer ins Fließen kommen.

Ein Ritual gibt unterschiedlichen Gefühlen Raum: Wut, Dankbarkeit, Freude, Ärger. Ein Ritual ist verbunden mit Symbolen.
Wenn wir Trauer fühlen, werden wir oft existenzielle Fragen angerührt: Wozu lebe ich? Wie ist mein Leben? Was gibt es noch? Wir können damit wichtige Punkte unseres Lebens markieren und einen neuen Sinn finden. Ein gemeinsames Erinnern an einen Verstorbenen in der Familie (bei Angehörigen) oder bei Bewohnern (Team) bindet einen Menschen in die Gemeinschaft ein. Man fühlt sich nicht mehr isoliert in der Trauer.

Ein Ritual hat eine spirituelle Funktion.
Rituale werden oft nur bezogen auf kirchliche Feste. Die kleinen alltäglichen Rituale werden oft nicht ausreichend erkannt und damit auch nicht gewürdigt.

Beispiel:
Die meisten Pflegekräfte öffnen nach dem Eintritt des Todes des Bewohners das Fenster und wissen oft nicht einmal, dass das ein Ritual ist.
Rituale sind – ganz allgemein – der Versuch, sich nicht im Chaos von Verzweiflung und Ohnmacht zu verlieren. Sie haben eine Botschaft, die direkt auf die Menschen wirkt, ohne Worte und lange Erklärungen. Sie geben dem, was wir empfinden, eine Form: Angst vor dem Ungewissen, Sehnsucht nach Gemeinschaft, Freude am Geborenwerden, am Aufbruch. Vor allem die Übergangszeiten im Leben wurden und werden durch Rituale

aus dem alltäglichen Ablauf herausgehoben. Solche Übergangszeiten sind z. B. Geburt, Schulbeginn, Eintritt in die Pubertät, Hochzeit und Tod. Nirgendwo wird der Mangel an Ritualen allerdings so deutlich, wie bei den Übergangskrisen des Lebens.

Rituale sind individuelle erfundene Wirklichkeiten, die Verlässlichkeit, Zuversicht und Zusammengehörigkeitsgefühl und sogar Trost vermitteln. Sie sind wie ein Geländer, das der Seele halt geben kann. Sie dienen der Orientierung und der Identitätsbildung.

3.8.1 Die drei Phasen von Ritualen

1. Vorbereitung

Diese Zeitspanne bedeutet den ersten Schritt aus dem Alltäglichen hinein in das Besondere, das Außergewöhnliche. In dieser Phase wird der Rahmen für ein bestimmtes Ereignis geschaffen, ferner werden besondere Vorbereitungen getroffen und Kenntnisse weitergegeben. Diese Vorbereitungszeit ist eine ganz wichtige Zeit und dient der Einstimmung und Vorstrukturierung.

Beispiel:
Bei Beerdigung wird im Beerdigungsgottesdienst noch einmal über das Leben des Verstorbenen vom Pfarrer gesprochen. Damit wird an das Leben des Verstorbenen erinnert, es dient einer Anbindung an die Vergangenheit.

2. Höhepunkt

Diese Phase ist durch die Teilnahme am eigentlichen Ritual gekennzeichnet. Die Menschen erleben sich selbst und andere neu, anders. Sie können neue Rollen und Identitäten übernehmen, beziehungsweise werden Zeugen davon, wie von anderen Menschen neue Rollen angenommen werden.

Beispiel:
Wenn der Sarg mit dem Verstorbenen bei der Erdbestattung in die Erde eingelassen wird, werden die Gäste der Beerdigung stark emotional berührt. Man nennt diese Phase auch den Höhepunkt des Rituals, weil die symbolische Handlung (Erde zu Erde) drastisch dargestellt wird. Es geht um die Anbindung an die Gegenwart.

3. Wiedereingliederungsphase oder Neuanbindung
Hier tritt die kollektive Bedeutung ritueller Handlungen besonders hervor. In der Phase der Reintegration werden Menschen mit ihrem neuen Status in ihre Gemeinschaft wieder aufgenommen.

Beispiel:
Beim anschließenden Leichenschmaus (nicht bei allen beliebt, meiner Meinung nach ein sinnvolles Element bei der Beerdigung) sind die Trauernden noch einmal in der Gemeinschaft und finden »gestärkt« ihren Weg in das Leben zurück (vgl. das folgende Kapitel). Es dient der Anbindung an die Zukunft.

Welche Rituale sind Ihnen am Tag wichtig? Ist das Kaffeetrinken am Morgen ein Ritual, dass Sie bewusst einsetzen, um gut in den Tag zu kommen oder läuft es mehr nebenbei, um wach zu werden, um den Kindern beim Frühstück Gesellschaft zu leisten oder weil Sie es immer schon so gemacht haben? In diesem Fall wäre es mehr eine Gewohnheit.

Gewohnheiten sind ebenfalls wiederkehrende Handlungen, doch sind sie nicht mit viel Aufmerksamkeit verbunden. Wir führen sie nebenbei aus, da sie praktisch ausgerichtet sind. Gefühle sind nicht notwendigerweise beteiligt. Allerdings kann aus einer Gewohnheit auch ein Ritual werden.

3.8.2 Rituale im Pflegealltag

Rituale im Pflegealltag sind vielfältig: Die Art und Weise, wie Sie die Bewohner am Morgen individuell begrüßen: »Guten Morgen, Frau Berger!« – »Na, Mimi, haben Sie gut geschlafen?« Eine Pflegekraft erzählte mir, dass eine Bewohnerin nur die Augen aufmachte, wenn sie mit dem Lied »Guten Morgen, Sonnenschein…« geweckt wurde!

Auch bei der Körperwäsche gibt es Rituale, die ebenso individuell sind: Einige Bewohner wollen an bestimmten Tagen geduscht werden, andere nur mit kalten Wasser gewaschen werden, wieder andere brauchen eine bestimmte Seife. Bei der Mundpflege gibt es ebenfalls Rituale: Die Bewohner können sich darauf einstellen, weil die Pflegekraft sie vielleicht vorher am Mund berührt oder weil sie den Geschmack von Kaffee oder Salbeitee vorher schon riechen. Pflegekräfte stellen sich bei der Bereitstellung von »Geschmäckern« schon auf die Bewohner ein (vgl. Kap. 2.1).

In der Begleitung von sterbenden Bewohnern und ihren Angehörigen haben sich mittlerweile viele Rituale im Pflegeheim etabliert:

- Leise Musik
- Trauerkoffer
- Fenster öffnen
- Blumen oder schwarzer Trauerflor vor der Tür
- Gedenkecke im Eingangsbereich mit Foto und einem Buch, in dem Angehörige und Pflegende ihre Gedanken oder Gedichte nieder schreiben können
- Andacht zum Gedenken an die Verstorbenen

Impulsfrage

Welche Rituale sind Ihnen aus dem Pflegealltag bekannt?

3.9 Spirituelle Fragen

3.9.1 Spiritualität als Ressource

Schwerkranke Menschen suchen eine Erklärung für ihre Situation. Meistens wird das bevorstehende Sterben abgelehnt und Auswege gesucht. Die Einordnung in einen Sinnzusammenhang durch religiös-spirituelle Deutungen kann das Sterben erleichtern.

Weitere Bedürfnisse wie Versöhnung, Gemeinschaft, aber auch Hadern und Rückzug sind bekannt. Allerdings ist die Variationsbreite groß und die Forschung steht erst am Anfang. Immer häufiger wird erkannt, dass Spiritualität eine eigene und unverzichtbare Ressource bei der Bewältigung von Krankheit, Sterben und Trauer ist. Wenn wir dem Sterbenden helfen, seine spirituellen Ressourcen zu entfalten, bezieht sich das nicht auf einen kleinen

Winkel in der Seele, sondern dann unterstützen wir den ganzen Menschen. Spiritualität ist in das ganze Selbstverständnis des Menschen eingebettet.

Palliative Spiritualität

Palliative Spiritualität will einen Raum zu eröffnen, in dem Menschen sich mit der Realität aussöhnen und zur Annahme ihrer Krankheit finden können.

Die Annahme der Krankheit und die Aussöhnung mit dem realen Leben münden in der spirituellen Frage nach Gott, der Seele, der Wahrheit, der Liebe, der Schuld und der Vergebung. Sie stellt sich vor allem im Angesicht des nahen Todes und bekommt dort eine immer zentralere Bedeutung.

Diese spirituelle Frage stellen sich nicht nur die Sterbenden, sondern auch ihren Begleitern. Alle spüren, dass diese Fragen sie ganz unmittelbar bewegen, dass es die letzten und wichtigsten Fragen der menschlichen Existenz sind. Für den, der sich vom irdischen Leben verabschiedet, bedeutet dies oft, dass er über die Wahrheit seines Lebens nachdenkt und danach fragt – auch dann, wenn er bisher ohne engere Beziehung zu einer Religion gelebt hat. Sterbende haben trotzdem das Bedürfnis, Rückschau zu nehmen und Bilanz zu ziehen und sie benötigen dabei seelsorgerische Begleitung. Die Fragen (Warum ich? Warum jetzt?) dürfen nicht zurückgewiesen werden. Der Mensch muss spüren, dass er diese Frage stellen darf.

3.9.2 Sinnfragen

Wir leben in einer Zeit, in der Antworten ein hoher Wert zugesprochen wird. Gelingt eine Antwort, bedeutet es immer Sachverstand, Einblick und Kompetenz. Fragen erscheinen oft als etwas, das wir mit Worten, Meinungen, Untersuchungsergebnissen und Erkenntnissen beantworten können. Wir fühlen uns aufgerufen, die Welt zu erklären und sind der Ansicht, dass das Leben leichter ist, wenn wir ihr Warum und Weshalb kennen.

So wichtig Sprache und Antworten in anderen Sachverhalten sein können, so überflüssig oder gar störend können sie in der letzten großen Lebenskrise werden. Die tiefen, spirituellen Fragen eines sterbenden Menschen auszuhalten, heißt, mit dem Sterbenden in die großen Fragen des Lebens einzutauchen, sich den Metaphern, den Seelenbildern und der evtl. großen Bedrängnis auszusetzen. Wer dann eine Antwort gibt, übernimmt auch die Verantwortung für den Inhalt der Antwort. »Warum hat meine Mutter solche Schmerzen, warum lässt Gott das zu?« – »Warum muss ich so leiden? Was habe ich denn getan?« Dies sind Fragen, die nicht von außen beantwortet werden können. Jegliche Antwort kann nur ein kläglicher und banaler Versuch sein. Der Fragesteller wird sehr viel Kraft und Energie benötigen, um sich in die fremde (nicht seinen Metaphern entsprechende) und für ihn zusammenhanglose Antwort (nicht aus seinem Geist/Sichtweise/Identität heraus) einzudenken und sie gar stillschweigend zu übernehmen. Diese andere Antwort wird dem Fragenden so fremd bleiben wie eine Prothese.

Ohne Antwort bleiben

Eine von außen gegebene Antwort auf eine Warum-Frage kann diese nicht nur nicht lösen, sondern vergrößert sie sogar noch.

Wer sich einen spirituellen Weg erschließen will, kann versuchen, eine Kultur des Fragens statt des Beantwortens zu leben. Mit jeder neuen Frage kann er sich weiter auf eine Reise ins »Ich« des anderen begeben. Der Begleitende kann dem Sterbenden in diesen Gesprächen behutsam zuhören.

In jeder gelingenden Beratung oder Therapie wird der Therapeut dem Klienten nicht sagen, was er mutmaßt und wie die Antwort auf seine Sorgen aussehen sollte. Er wird ihm vielmehr einen Raum zur Verfügung stellen, in dem der Klient seine Antworten selber finden kann. Ähnlich ist es bei den großen Lebensfragen: Der Sterbende wird entdecken, was für ein schöpferischer Akt es ist, in sich hineinzulauschen und dort die Antworten zu finden. Der Begleitende kommt parallel dazu mit seinem eigenen Inneren in Kontakt.

3.9.3 Spiritualität als Begegnungsraum an der Todesgrenze

Die Spiritualität, die uns in einer palliativen Begleitung begegnet, geschieht häufig schon allein in der Unmittelbarkeit und Echtheit der Begegnung und in der Berührung mit einem sterbenden Menschen. Die Gesichter, Schicksale und die gemeinsamen Erfahrungen sind auch noch mehrere Jahre nach dem Sterben in Erinnerung. Diese besondere Qualität der Erinnerung hat ihre Wurzeln in einem erhöhten Bewusstsein während der Stunden oder Tage, die Begleiter und Sterbender miteinander lebten.

Mit einem Menschen, der sich auf das Sterben vorbereitet, entsteht der Raum des Wesentlichen, der Raum, in dem auch der Begleiter selbst Raum zum Werden erhält. Raum für seine wahrhaftige Identität, seine Geisteshaltung. Das, was uns hilft und leitet in der palliativen, spirituellen Begleitung, sind die Fähigkeit der Achtsamkeit und der Selbstwahrnehmung und eine liebende gütige Zuwendung zum anderen. Diese Fähigkeit können wir in der Begleitung immer wieder üben und pflegen. Letztlich werden diese Fähigkeiten vielleicht zu einer spirituellen Lebenshaltung, die wir nicht nur in der Nähe von Sterbenden praktizieren.

Die Warum-Frage

In helfenden Gesprächen werden häufig Warum-Fragen gestellt (»Warum habe ausgerechnet ich Krebs bekommen?«). Die Warum-Fragen sind Suchbewegungen, um den Sinn einer negativen Erfahrung, eines Schicksalsschlages oder eines Leids zu finden. Nach Auffassung des Logotherapeuten Viktor E. Frankl taugt diese Ursachenforschung der Sinnfindung nicht, da sie uns nur auf eine falsche Fährte lockt: »Das Leben selbst ist es, das dem Menschen Fragen stellt. Er (der Mensch) hat nicht zu fragen, er ist vielmehr der vom Leben her Befragte, der dem Leben zu antworten – das Leben zu verantworten – hat. Die Antworten aber, die der Mensch gibt, können nur konkrete Antworten auf konkrete »Lebensfragen sein.«

Die Verwandlung der Warum-Frage in »Wie- und Was-Antworten« an das Leben kann schöpferische Sinnfindungsprozesse initiieren. Durch die Rolle des Antwortenden wird der Gesprächspartner auf seine Ressourcen gelenkt, die er jetzt noch besitzt und mit denen er sein Leben gemeistert hat.

Beispiel:
»Warum bin ich so krank geworden?«
»Es tut mir leid. Das weiß ich auch nicht, Frau Müller!«
»Warum ist das gerade mir passiert?«
»Ich fürchte, darauf werden wir keine Antwort finden!«
»Ach ja, Sie haben ja recht! Aber was soll ich machen?«
»Was könnte denn sinnvoll an Ihrer Krankheit sein? – Angenommen, diese Krankheit wäre eine Aufforderung, Ihr Leben neu oder anders zu gestalten, wie könnten Sie diese Aufgabe übernehmen?«

In vielen Gesprächen mit Schwerstkranken und Sterbenden spielen Warum-Frage eine große Rolle (»Warum muss ich so leiden?« – »Warum ich?« – »Warum jetzt?« – »Wie kann Gott das zulassen?«) Im Sinne von Wissen gibt es sicherlich keine Antwort, allerhöchstens Vermutungen, die dem Sterbenden nichts nützen. Aber es gibt Reaktionen – wie an dem Beispiel deutlich gemacht – aus denen sich gute und befriedigende Gespräche entwickeln:

- Die Frage sollte nicht zurückgewiesen werden, weil es keine allgemeingültige und erst recht keine konkrete, von einem anderen formulierbare Antwort auf sie gibt. Vielleicht muss die Frage sogar hervorgelockt werden. Allein schon, dass sie ausgesprochen werden darf, ist hilfreich und oftmals lösend. In dem Ausgesprochensein und in dem Hören dieser Frage findet schon eine Gemeinschaft statt: Der Sterbende erlebt, dass er nicht allein ist mit dieser Frage.
- Es kann an frühere Krisenerfahrungen angeknüpft werden: »Was hat Ihnen geholfen, als Sie früher in Ihrem Leben schon einmal diese Fragen gestellt haben? Wie haben Sie diese Frage damals für sich beantwortet?« So lassen sich Ressourcen des Sterbenden fruchtbar machen. Es kommt nur darauf an, dass er sich daran erinnert und daraus Kraft schöpfen kann.
- Drittens erweist sich der behutsame Hinweis als hilfreich, die Frage einmal anders zu stellen. Nicht »Warum?« oder »Wozu?«, sondern: »Welche Aufgabe stellt mir das Leben jetzt?« – Der Blick wird mit dieser Frage nicht in die Vergangenheit gelenkt sondern bleibt in der Gegenwart und stellt realistisch die Frage: »Was ist mir jetzt aufgegeben?« – Was muss ich jetzt schaffen?« Und: »Was muss ich aufgeben?«

Impulsfrage

Auf welche Ressourcen greifen Sie zurück, wenn es Ihnen schlecht geht?

Lebensbilanz
Es gibt kaum Menschen, die durch einen Krankenhausaufenthalt dem Lebensalltag entkommen sind und nicht in irgendeiner Weise Bilanz ziehen: Was war mein Leben? – Habe ich alles gemacht, was ich wollte? – Was war gut, was war schlecht?

Wenn aufgrund einer beängstigenden Diagnose oder durch eine Operation die Lebensgrenze in Sicht kommt, taucht die Frage auf: »Und wenn etwas schief geht?« Auf einer Palliativstation stellt sich die Frage erst recht. Einiges wird sich in der Begleitung sortieren und ordnen lassen, anderes muss so bleiben, wie es ist: ge- und zerbrochen, vernarbt, vielleicht immer noch schmerzend.

Spirituelle Begleitung heißt nicht, dem Sterbenden zu helfen, alles in einem positiven Licht zu sehen und dabei heilend zu wirken, sondern ihm auch dabei zu helfen, die Verletzung weiter auszuhalten, als bleibenden Schmerz, als ein Stück Scheitern – weil Aussöhnung nicht gelungen und auch jetzt nicht (mehr) möglich ist. Es geht nicht darum, ein Versöhnungsideal oder gar Vollkommenheit anzustreben, sondern Bewusstheit, Entscheidung aus der neuen Situation heraus und eine letzte Verantwortlichkeit.

Diese Erfahrung von Ohnmacht und Verzweiflung, wenn das Ringen um Sinn nicht gelingen will, gehört zum Alltag. Wenn die aktive Möglichkeit der Sinnfindung erschöpft ist, gilt es loszulassen und innere Sinnleere zulassen zu können. Zum Loslassen gehört auch Aufgeben, das Eingeständnis von Ohnmacht, das Zulassen von Leere. Es geht um ein konstruktives Aufgeben, Demut entwickeln, ohne zu wissen, wie lange der Weg ist und ob die Kräfte überhaupt ausreichen.

3.10 Trauer

3.10.1 Trauerbegleitung unter Zeitdruck

Der Umgang mit Trauernden ist eine der schwierigsten Aufgaben, die Altenpflegerinnen zu bewältigen haben. Umgang mit Trauer bedeutet in diesem Zusammenhang nicht nur, mit trauernden Angehörigen und Bewohnern umzugehen, sondern auch mit Kollegen und mit sich selbst.

Grundsätzlich ist zu beachten, dass Trauer für die Gesundheit der Psyche von höchster Wichtigkeit ist. Wir müssen uns bei jedem Trauerfall neu ins Bewusstsein rufen, dass Trauer nichts mit Schwäche zu tun hat. Ganz im Gegenteil verlangt Trauerarbeit in unserer Gesellschaft, die Sterben, Tod und Trauer immer mehr verschiedenen Institutionen überlässt, viel Mut, Kraft und Stärke. Unsere Gesellschaft lässt Trauernden häufig kaum Zeit, der veränderten Situation gerecht zu werden. Bereits nach wenigen Tagen wird erwartet, dass sich der Mensch wieder den Alltagsaufgaben widmet, als wäre nichts geschehen. Diese gesellschaftlichen Forderungen blockieren eine notwendige Trauerarbeit.

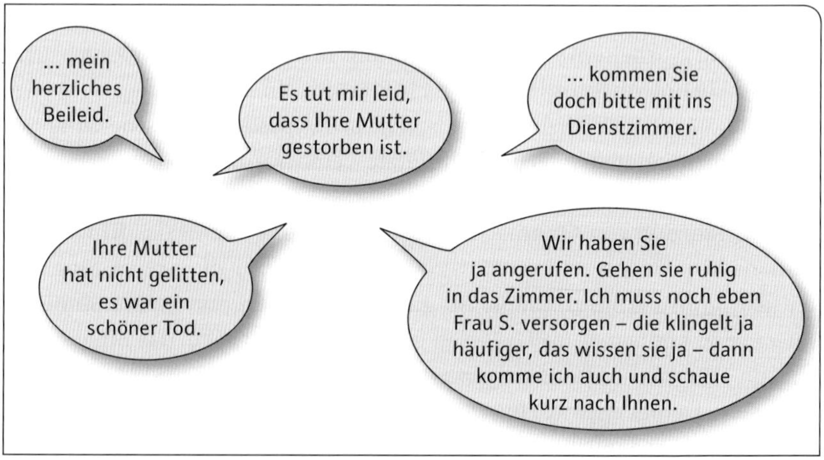

Abb. 10: Trauerbegleitung unter Zeitdruck.

3.10.2 Stadien der Trauer

Viele Autoren haben sich mit den Problemen der Trauer beschäftigt. Ich beziehe mich hier auf die vier Phasen der Trauer von Verena Kast:

1. Schockphase
2. Aufbrechende Emotionen
3. Suchen und Finden
4. Neuer Selbst- und Weltbezug

1. Schockphase

Dies ist die Phase der Betroffenheit und des Schocks. Es ist ein Stadium der unmittelbaren Betroffenheit, in dem verschiedene Grade der Verdrängung beobachtet werden können. Reaktionen/Aussagen wie »Es ist nicht wahr« und »Sie müssen sich geirrt haben« stehen im Vordergrund. Der Betroffene kann sich häufig nur in geringem Maße an die Information in dieser Phase erinnern. Diese Phase dient zum Schutz des Individuums und dauert normalerweise Stunden, Tage oder Wochen.

2. Aufbrechende Emotionen

Der Betroffene entwickelt eine Strategie, um das Verlorene wieder zu entdecken. Emotionale Reaktionen wie z. B. Weinen kennzeichnen den Übergang in diese Phase und werden mehr oder weniger offen gezeigt. Wut über den fehlenden Erfolg in dieser Suche richtet sich gegen die Person selbst oder andere. Angst und Depression sind häufig. Dieses Stadium kann sich über Wochen, Monate und seltener Jahre hinziehen.

3. Suchen und Finden

In dieser Phase ist der Betroffene zunehmend in der Lage, bewusst oder unbewusst, sein Trauma zu bearbeiten. In diesem Stadium kommt es häufig zu Depressionen. Es fehlt die Fähigkeit, in der Gegenwart und Zukunft einen Sinn zu sehen. Hierbei wird stufenweise das Suchen nach dem Vermissten losgelassen, indem die Erinnerungen zunehmend ertragen werden können. Aber auch das Auffinden neuer Lebensinhalte ist Bestandteil dieser Phase. Diese Phase kann lange dauern, nicht selten mehrere Jahre.

4. Neuer Selbst- und Weltbezug
In dieser Phase bricht der Trauernde die Bande zu den Verlusten und beginnt stufenweise neue Bindungen aufzubauen. Das Interesse kehrt wieder. Diese Neuorientierung beinhaltet oft ein verändertes Selbstbild – und kann erlebt werden als eine persönliche Reife auf der Basis der bearbeiteten Erfahrungen.

Die Trauerreaktionen verlaufen allerdings keineswegs stur nach diesen Phasen. Jeder Mensch hat individuelle Reaktionen auf Trauer und die Reihenfolge kann unterschiedlich sein. Einer kann sich lange in der Phase der »Aufbrechenden Emotionen« aufhalten, um dann wieder zum Verhalten der Schockphase zurückzukehren. Schon die »normale« Trauerarbeit kann sich in physischen und psychischen Störungen ausdrücken, die von der Umgebung als Krankheit empfunden werden.

Die Trauerphasen sind eher eine Hilfe für den Begleitenden. Der Begleitende kann besser einschätzen, in welcher Phase der Trauernde gerade ist. So ist es bei plötzlichem Tod leichter verständlich, wenn Angehörige den Verstorbenen gar nicht sehen wollen, sondern lieber gleich den Schrank mit der Kleidung ausräumen. Dies ist kein Ausdruck von Herzlosigkeit, sondern Konsequenz des erlittenen Schocks.

3.10.3 Normale Trauerreaktionen

Körperliche Reaktionen
Schockzustand, veränderter Pulsschlag, Herzrasen, Schweißausbrüche, Übelkeit, Erbrechen, motorische Unruhe, Bewegungslosigkeit, Starre, Sprachlosigkeit, Kontaktverweigerung, Verwirrung, Desinteresse, Reizbarkeit, Depression, Apathie, Panikattacken, Brustbeklemmungen, Stimmungslabilität, Atemnot, Konzentrationsstörungen, Appetitmangel, Schlafstörungen

Verhaltensweisen, Gedanken, Phantasien
Starrheit, Suchtverhalten, Weinen, Schreien, Sätze wie: »Ich fühle mich verloren«; der Verstorbene wird gesucht, gerufen, gesehen, gerochen; laute

Selbstgespräche, konfuse Gedanken, Verwirrtheit, soziales Desinteresse, Gedanken kreisen

Gefühle
Wut, Ohnmacht, Zorn, Traurigkeit, Freude, Angst, Schuldgefühle, Unwirklichkeit, Empfindungslosigkeit, Betäubung, Chaos, Starre, Zorn, Einsamkeit, Minderwertigkeit, Liebe, Leere, Dankbarkeit, Schmerz

Alle diese Gefühle, Verhaltensweisen und körperlichen Reaktionen sind normal. Die Möglichkeiten, die Trauerarbeit zu unterstützen, sind zwar im Altenheim begrenzt und bedürfen eines hohen Einfühlungsvermögens. Trotzdem kann man einiges tun, um Angehörigen ein Gefühl des Trostes zu geben. Selbst wenn die Zeit knapp ist.

3.10.4 Maßnahmen im Rahmen der Trauerbewältigung

Zuhören
Gemeint ist hier ein aktives Zuhören, das dem Trauernden Verständnis signalisiert. Dabei bedarf es meist nicht vieler Worte. Hilfreich kann sein, die Gefühle der trauernden Person zu verbalisieren und so Einfühlungsvermögen zu zeigen. Auch das Äußern der eigenen Hilflosigkeit macht dem Trauernden deutlich, dass er nicht allein ist, dass es andern ähnlich ergeht.

Gefühle ausdrücken lassen
Der Trauernde wird es als Unterstützung empfinden, wenn er seine Gefühle ausdrücken darf. Mögliche Äußerungen von Gefühlen sind dabei Weinen, Jammern, Klagen und Wutausbrüche. Trauergefühle können auch noch nach Monaten oder sogar Jahren auftreten. Auch diese sind zu akzeptieren.

Verabschiedung ermöglichen
Zur gesunden Bewältigung der Trauerarbeit ist es unabdingbar, sich von der verstorbenen Person in Würde verabschieden zu können. Trauernde sollen also ermutigt werden, den Verstorbenen anzusehen und, wenn möglich, auch zu berühren. Damit wird erleichtert, die veränderte Realität zu erkennen und zu begreifen.

Vermeiden von Floskeln
Äußerungen wie »Kopf hoch, das wird schon wieder« oder »In ein paar Tagen sieht die Welt schon anders aus« sind für die Trauerarbeit nicht dienlich. Diese Bemerkungen zeugen von wenig Verständnis und Unsicherheit im Umgang mit Sterben und Tod. Sie blockieren die Trauerarbeit und setzen die trauernde Person noch zusätzlich unter Druck. Gefühle werden verleugnet und als Schwäche dargestellt.

Körperliche Aktivität
Der seelische Schmerz der Trauer kann mit Hilfe von körperlicher Aktivität manchmal leichter bewältigt werden.

Organisation der Verabschiedungsrituale
Die Organisation der Beerdigung, die Verständigung von Angehörigen und Freunden und notwendige Behördengänge sind eine aktive Auseinandersetzung mit dem erlittenen Verlust. Allein die Tatsache, dass der Trauernde anderen Menschen mitteilen muss, dass ein liebgewonnener Mensch verstorben ist, trägt dazu bei, sich mit dem Verlust aktiv auseinanderzusetzen. Der Trauernde kann dadurch beginnen, seine Gefühle zu verarbeiten und somit Trauerarbeit zu leisten.

Impulsfrage

Denken Sie an eine Zeit zurück, in der Sie selbst getrauert haben.

Was hat Ihnen persönlich am meisten geholfen?

(Denken Sie bitte an folgende Bereiche: Menschen und ihr konkretes Verhalten, die Natur, religiöser Beistand, Lebewesen, Musik, Rückzug, Stille, etc.)

Oft bleiben Menschen aber in ihrer Trauer sozusagen »hängen«. Es ist so, als würden sie nicht in ihr eigenes Leben zurückfinden. Das liegt oft an besonderen Umständen des Todes und an anderen Risikofaktoren, die den normalen Trauerverlauf hemmen.

3.10.5 Risikofaktoren beim normalen Trauerverlauf[4]

Vor Eintritt des Verlustes, frühere Faktoren:
- Andere Verluste? Mehrere schwere Verlusterfahrungen (vor allem Verlust wichtiger Personen)?
- Frühere psychische Erkrankungen, vor allem Depression?
- Lebenskrisen vor dem Verlust und Reaktionen darauf?

Die Beziehung zum Verstorbenen:
- Verwandtschaftsgrad (Ehegatte, Kind, Eltern, Cousine etc.)
- Abhängige/ambivalente Beziehungen?
- Ausmaß der Ambivalenz (Liebe/Hass)

Todesumstände/Art des Todes
- Plötzlich, unerwartet
- Lange Krankheitsprozesse
- Verlust eines Kindes
- Suizid
- Unfälle, Mord (Differenzierung zu Posttraumatischem Belastungssyndrom!)
- Leichnam kann nicht geborgen werden

Bei Eintritt des Verlusts
- Geschlecht (Frauen sind gefährdeter als Männer, vor allem bei Tod eines Kindes)
- Alter
- Familienstand (Verwitwet, Kinder, Alter der Kinder)
- Persönlichkeit
- Gesundheitszustand (einschließlich Abhängigkeit von Alkohol, Drogen etc.)
- Sozioökonomischer Status (z. B. finanzielle Situation bei jungen Witwen mit Kindern)
- Kulturelle und religiöse Faktoren, die die Trauer beeinflussen

4 Vgl.Parkers 1978; 1995

Wesentliche Faktoren nach dem Verlust

- Soziale Unterstützung oder soziale Isolation – Wird die Familie als unterstützend erlebt, gibt es genügend »Raum« für die Trauer?
- Gibt es neue Lebenschancen/-perspekiven? (Problem hier: sehr alte Witwen/Witwer)
- Wenn Trauer nicht gezeigt werden darf, gar verheimlicht werden muss, weil sie aufgrund gewisser Lebensumstände vom sozialen Umfeld, der Gesellschaft nicht akzeptiert und anerkannt wird (z. B. Tod in außerehelichen Beziehungen, homosexuelle Beziehungen etc.)

Wenn Sie feststellen, dass ein Angehöriger mit der Trauer nicht umgehen kann, sollten Sie sich nicht scheuen, ihm professionelle Hilfe zu empfehlen. Es ist hilfreich, bereits vorher eine Liste mit Adressen von Trauergruppen, Kirchengemeinden, Seelsorgern oder Psychologen zu erstellen und im Bedarfsfall zu übergeben.

Die Angst, durch Gespräche oder Gesten Wunden aufzureißen, ist zwar bei vielen Menschen, die Trauernden begegnen, groß – doch in aller Regel unbegründet. Jeder einzelne, der Trauernden begegnet, ist aufgefordert, jeweils ganz für sich persönlich zu klären, ob er in der Lage und bereit ist, sich der Trauer eines anderen Menschen zu stellen. Trauernde halten unsere Worte, Gesten und Fragen – seien sie auch noch so ungeschickt, hilflos und unsicher – meist sehr viel besser aus als unser Abwenden und Schweigen.

3.11 Kommunikation mit sich selbst

3.11.1 Belastungserfahrungen

Professionelle Mitarbeiter in der Hospizarbeit müssen die Erfahrung machen, dass sie trotz großen Engagements und hoher fachlicher Kompetenz nicht immer Leiden lindern können. Dies ist ein Belastungsfaktor, der nicht unterschätzt werden soll. Da in diesem Bereich häufig Menschen arbeiten, denen diese Arbeit eine Herzensangelegenheit ist und die sich stark damit identifizieren, kann es zu einem Gefühl der Ausweglosigkeit und der eigenen Unzulänglichkeit kommen. Wenn man die Tätigkeit gefunden hat, die man schon immer ausüben wollte und die man als etwas sehr Sinnvolles und Wichtiges ansieht, darf es einfach nicht passieren, dass man sie plötzlich nicht mehr ausüben kann.

Aus vielen Gesprächen mit Pflegekräften, die ich führte, wurde deutlich, dass es offenbar nicht nur die spezifischen Belastungsfaktoren im Umgang mit Schwerkranken und Sterbenden sind, die sich auf die Gesamtbelastung auswirken, sondern im stärkeren Maße allgemeine Faktoren wie Zeitdruck, Ausbildungsdefizite, Teamkonflikte oder fehlende Unterstützung durch Vorgesetzte.

3.11.2 Stress

Stress bezeichnet den Zustand, in dem sich der Betroffene befindet, wenn er sich in Situationen überfordert, überlastet, gereizt, hektisch oder nervös fühlt. Die gestresste Person reagiert auf dieses Gefühl wütend, ohnmächtig oder niedergeschlagen. Stress ist eine Aktivierungsreaktion des gesamten Organismus auf Stressoren (also alles, was wir als Anforderung, Bedrohung oder Schaden bewerten). Aber Stress hat in bestimmten Situationen auch Sinn: Nämlich die Lebenserhaltung. Bei Gefahr kommt es zur immensen Kraftentfaltung und -bereitstellung (Adrenalinausstoß, Puls, Blutdruck, Atemfrequenz steigen, der Magen-Darm Bereich stellt die Verdauungsarbeit ein). Innerhalb kürzester Zeit ist der Mensch kampf- und fluchtbereit.

An Ihrem Arbeitsplatz können Sie weder fliehen noch körperlich kämpfen. So richten sich die freigesetzten Energien gegen Ihren Körper. Handelt es sich um kurze Stressreaktionen, kann der Körper sie auffangen, beim Dauerstress ist der Körper in dauerhafter Alarmbereitschaft und kann durch fehlende Energien den Stress nicht mehr auffangen. Gepaart mit mangelnder Selbstbestimmtheit und Ohnmacht der Situation gegenüber kann dies auf lange Sicht zum Burn-out führen.

3.11.3 Burn-out

Als Burn-out bezeichnet man die defensive – also nicht aktive – Bewältigung von Arbeitsstress, bei der man sich von der Arbeit distanziert, apathisch oder zynisch wird.

Hauptmerkmale des Burn-outs:
- Emotionale Erschöpfung (durch Kontakt mit anderen Menschen erschöpft und ausgelaugt)
- Gefühllose oder abgestumpfte Reaktion gegenüber Betreuten
- Reduzierte Leistungsfähigkeit

Beispiel
Stellen Sie sich folgende Situation vor:
Sie sind auf Ihrer Station und haben eine Bewohnerin, die in der Finalphase ist. Eigentlich würden Sie sich gern einen Moment zu ihr setzen, obgleich Sie schon wissen, dass es schwer möglich ist. In diesem Moment bekommen Sie eine Neuaufnahme aus dem Krankenhaus, die eigentlich erst am Nachmittag kommen sollte. Ebenfalls steht Frau U. – eine Angehörige – vor der Tür und möchte wissen, wo die neuen Strumpfhosen Ihrer Mutter sind,

Frau K., eine demente Bewohnerin, ist verdächtig nahe am Ausgang des Hauses und über drei Zimmertüren leuchten die roten Lampen, das Telefon klingelt, Herr P. ruft immer laut: Feuer, Feuer... und da kommt auch schon der Küchenwagen mit dem Kaffee...

Impulsfragen

Wie geht es Ihnen in dieser Situation?
- Haben Sie das Gefühl, Sie können alles schnell erledigen?
- Haben Sie eher das Gefühl, Sie müssen alle Bedürfnisse erfüllen?
- Darf man Ihnen anmerken, dass Sie kurz vor dem Zusammenbrechen sind, oder legen Sie los, obwohl Sie genau wissen, dass schaffen Sie nie?

Exkurs: Das Antreibermodell

Wenn wir unter Stress kommen bzw. wenn wir uns in unserm Selbstbewusstsein »angeknabbert« fühlen, werden bei uns sogenannte Antreiber (Begriff aus der Transaktionsanalyse) oder »Leistungsblocker« aktiviert. Diese Leistungsblocker sind interne, in der Kindheit erlernte Anweisungen, die wir – unbewusst – uns selber geben. Sie versprechen zunächst Erfolg, erfüllen aber das Versprechen nicht wirklich, da sie kein Maß und keinen Standard kennen, das etwas gut genug ist.

Tabelle 17: Leistungsblocker.

Antreiber	Innerer Glaube
Sei perfekt	»Ich muss alles noch viel besser machen, ich bin nicht gut genug!«
Beeil Dich	»Ich muss noch schneller arbeiten, ich werde nicht fertig!«
Sei stark	»Keiner darf merken, dass ich mich schwach und klein fühle!«
Sei gefällig	»Ich muss es allen Recht machen, sonst bin ich nichts wert!«
Streng Dich an	»Ich muss mich wenigstens bemühen, wenn ich es auch nicht schaffe!«

Leistungsblocker entstehen zunächst durch Forderungen von Eltern oder anderen Bezugspersonen an das Kind, die ihm ermöglichen sollen, das Leben besser zu bewältigen. Hinter diesen Forderungen steht jedoch gleichzeitig die unausgesprochene und oft unbewusste Drohung der Eltern: »Wenn Du Dich nicht so verhältst, wie ich es von Dir erwarte, dann habe ich Dich nicht mehr lieb«.

Die ständig wiederkehrenden Forderungen der Erwachsenen werden von den Kindern verinnerlicht, als gemachte Erfahrung angenommen und später aus Gewohnheit jederzeit wiederholt. Als Erwachsene stehen diese Kinder dann oft unbewusst unter einem inneren Zwang, jede Forderung zu erfüllen, ja, oft sogar überzuerfüllen. Sie möchten es besser machen, um Lob, Anerkennung und positive Zuwendung zu erhalten. Ein Erwachsener, der seinen Leistungsblockern zu sehr gehorcht, bleibt diesem kindlichen Verhaltensmuster verhaftet. Häufig gelingt es ihm nicht, seine gegenwärtige Situation angemessen einzuschätzen.

Tabelle 18: Arbeitsverhalten nach dem Antreiber-Modell im Pflegeheim.

Antreiber-verhalten	Vorteil	Nachteil
Beeil Dich	• erledigt viel • kann schnell organisieren, aber: oft zu hektisch, um sterbenden Bewohnern Ruhe zu vermitteln	• Macht Fehler • Qualitätsprobleme • wirkt eventuell ungeduldig
Sei perfekt	• akkurat, gut organisiert, plant im Voraus. • (schreibt die »perfekte« Dokumentation)	• übergenau, • keine Entwürfe • fasst Vorschläge als negative Kritik auf • delegiert nicht
Sei gefällig	• gutes Teammitglied • gute Intuition für zwischenmenschliche Beziehung. • kann gut palliative Fallarbeit moderieren	• grenzt sich nicht ab • entwickelt keinen eigenen Standpunkt • reagiert auf Kritik sehr persönlich
Sei stark	• Ruhe in der Krise • zuverlässiger Arbeiter • ehrlich und konstruktiv • bestens geeignet für Angehörigenarbeit	• fragt nicht nach Hilfe • überlastet sich • zeigt keine Gefühle.
Streng Dich an (Versuche angestrengt)	• Initiative • Enthusiasmus • Interesse • guter Begleiter für Sterbende	• ausufernd • übernimmt sich • macht nichts fertig

Leistungsblocker haben auch Vorteile, sonst wären wir gar nicht gut durch unser Leben gekommen. Die Kunst ist es, eben diese Vorteile anzu nehmen und in normale Bahnen zu lenken.Wenn Sie ein Gespür für Ihr Antreiberverhalten entwickelt haben, können Sie Verhaltensänderungen vornehmen. Denken Sie daran, dass Ihre Kollegen sich an Ihr Verhalten gewöhnt haben und lassen Sie sich Zeit, wenn Sie Ihr Arbeitsverhalten verändern wollen. Es geht darum dass sie ein neues Verhalten konsequent umsetzen und nicht um Schnelligkeit.

Tabelle 19: Tipps zur Arbeitsweise mit den Leistungsblockern (nach Julie Hay).

Beeil Dich	• Zerlegen Sie Ihre Arbeit in Abschnitte, setzen Sie sich Zwischentermine. • Hören Sie anderen sorgfältig zu, bis sie zu Ende geredet haben. • Lernen Sie eine Entspannungstechnik und wenden Sie sie regelmäßig an.
Sei perfekt	• Setzen Sie sich realistische Standards für Darstellung und Genauigkeit. • Fragen Sie nach den wirklichen Konsequenzen, wenn Sie einen Fehler finden. • Heben Sie hervor, dass bestimmte Fehler bei anderen nicht so schlimm sind.
Sei gefällig	• Fragen Sie andere direkt, anstatt sich den Kopf darüber zu zerbrechen, was sie möglicherweise wollen. • Tun Sie etwas für sich, was Ihnen gefällt, und bitten Sie andere Menschen um das, was Sie möchten. • Fangen Sie an, anderen mitzuteilen, wenn sie sich irren.
Sei stark	• Entwickeln Sie einen Aufgaben- und Zeitplan, sodass Sie Ihre Arbeitsbelastung steuern können. • Fragen Sie andere um Hilfe. • Planen Sie Mußezeiten, die Sie richtig genießen können.
Streng Dich an	• Hören Sie auf, sich freiwillig für bestimmte Aufgaben zu melden. • Wenn Sie eine Arbeit beginnen, planen Sie so, dass Sie sie auch beenden können – und bleiben Sie bei dieser Arbeit. • Fragen Sie genau, was Sie erledigen sollen und tun Sie auch nur das, was von Ihnen erwartet wird.

3.11.4 Selbstfürsorge

3.11.4.1 Das soziale Unterstützersystem

Die beste Möglichkeit, frustrierende Erlebnisse zu verarbeiten, ist die Unterstützung durch andere Menschen. Burn-outforscher weisen darauf hin, dass sogenannte »soziale Unterstützungssysteme« den besten Puffer gegen Burn-out darstellen. Solch eine Unterstützung können Menschen geben, die Ihnen vermitteln, beachtet, geschätzt und wertvoll zu sein. Von ihnen können Sie im Notfall emotionalen Halt, Zuhören und praktische Hilfe verlässlich erwarten. Indem Sie sich diesen Menschen mitteilen, lösen sich Emotionen.

Sie finden Trost und – wenn gewünscht – auch Rat. Durch Gespräche entwickeln sich auch Möglichkeiten, Dinge positiver zu sehen oder einen Sinn darin zu erkennen (z. B. die Einstellung: »Ich mache das Beste aus meiner jetzigen Situation und schaue, was ich daraus lernen kann.«)

Abbildung 11 zeigt die sechs Funktionen von sozialen Unterstützungssysteme erfüllen. Dabei müssen diese Funktionen nicht von einer Person allein ausgefüllt werden.

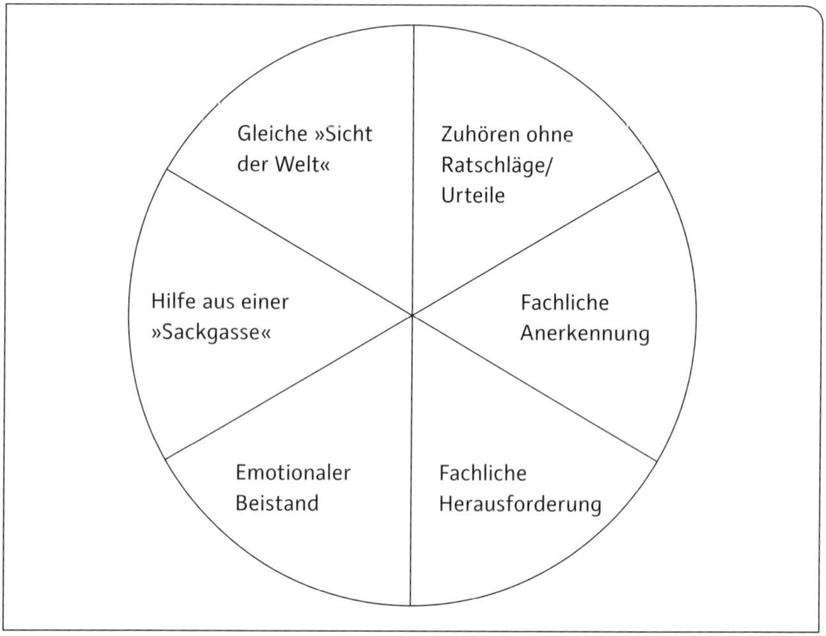

Abb. 11: Funktion von sozialen Unterstützungssystemen (nach Weber-Hagedorn).

Überlegen Sie, welche Menschen für Sie eine Art seelische Tankstelle sind. Schreiben Sie ihre Namen in die Kuchenstücke.

Supervision

Durch Supervision kann die psychische Belastung von der Pflegeperson genommen werden. Das Gespräch mit Kollegen zeigt ihr, dass sie nicht allein steht, nicht allein diese Probleme hat, sondern dass es anderen auch so geht. Schon diese Erkenntnis ist hilfreich.

Darüber hinaus lernt man aber auch andere Aspekte eines Problems kennen, auf die man allein nicht gekommen wäre und die Problemsicht ändert sich. Untersuchungen im Hospizbereich haben ergeben, dass sich jene Berufsgruppen, die häufig mit Tod und Sterben konfrontiert sind, nicht stärker belastet fühlen als andere medizinische bzw. pflegerische Berufsgruppen.

Offenbar sind es weniger die spezifischen Belastungsfaktoren im Umgang mit Schwerkranken und Sterbenden, die sich auf die Gesamtbelastung auswirken, als viel mehr allgemeine Faktoren (z. B. Zeitdruck, Ausbildungsdefizite, Teamkonflikte oder fehlende Unterstützung durch Vorgesetzte).

Durch Supervision können Spannungen zwischen Mitarbeitern gut abgebaut werden. Die Teilnehmer können solche Spannungen in der Sitzung direkt und aktuell erleben und haben dennoch zugleich die nötige Distanz, die ihnen an ihrem Arbeitsplatz fehlt.

Supervision hat jedoch gegenüber der Fortbildung außerhalb der Arbeitsstätte einen Nachteil. Die Vertrautheit und Nähe der Kollegen erzeugt die Angst, dass Kollegen zu viel über einen selbst erfahren. Es fehlt der Schutz der Anonymität, man fühlt sich kontrolliert, eingestuft, bewertet. Man sieht Probleme für die Zusammenarbeit im Heim auf sich zukommen, weil der andere zu viel über einen weiß, oder weil man sich verunsichert fühlt. In der Regel sind solche Ängste unbegründet, weil die Gruppe dem einzelnen Mitglied die Chance gibt, seine Schwächen einzubringen. Die Gruppe stützt das Mitglied, hilft ihm in der Arbeit weiter. Wenn jedoch die Gruppenatmosphäre schlecht ist, können solche Ängste berechtigt sein. Der Supervisor muss also zuerst einmal für eine offene, annehmende Gruppenatmosphäre sorgen, bevor die Berufsprobleme des einzelnen besprochen werden können.

Impulsfrage

Überlegen Sie, welche Arbeitsprobleme Sie ansprechen würden, wenn Sie morgen eine Supervisionssitzung hätten.

4 ETHISCHE ENTSCHEIDUNGEN AM LEBENSENDE[5]

Jochen Becker-Ebel

Zugegebenermaßen gibt es erstaunliche Fortschritte in der kurativen Medizin. Doch erst durch diese entsteht immer häufiger die Notwendigkeit, Maximaltherapien zu begrenzen. Der Patientenwillen, die Patientenwürde und die Lebensqualität von Schwerstkranken (er-)fordert eine Therapiebegrenzung. Diese findet aber oft nicht statt. Die Gründe sind vielfältig: Persönliche Unsicherheit, fehlendes Wissen um praktikable Lösungen, mangelnde Rechtssicherheit und oft polemische Darstellung des Themas in den Medien. Deshalb werden die palliativen, erlaubten und gewünschten Maßnahmen, z. B. die Verringerung von Nahrungs- und Flüssigkeitszufuhr, in der Finalphase nicht durchgeführt.

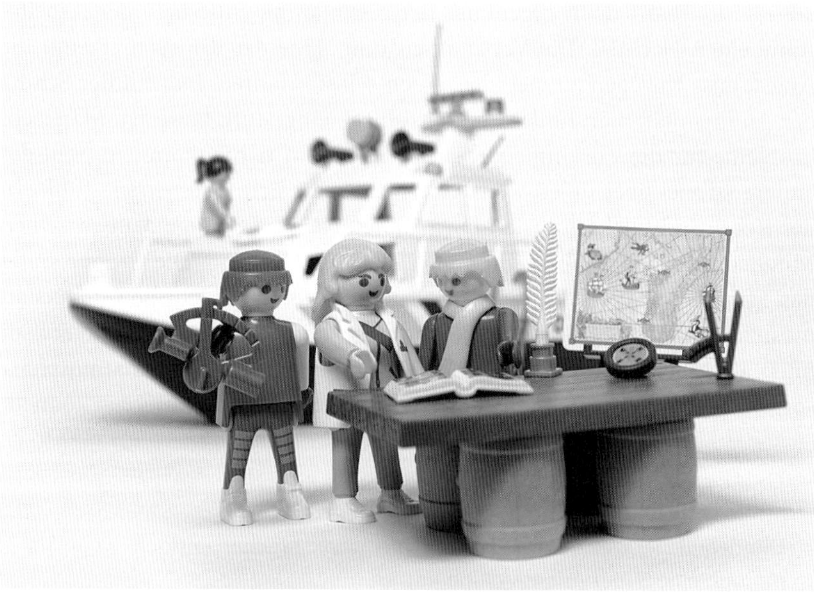

5 Der Text erschien bereits in ähnlicher, jedoch kürzerer Form in »Im Focus Onkologie 4 / 2005« und in »Palliativkompetenz und Hospizkultur entwickeln, 2007« und wurde hier vom Autor 2012 erneut aktualisiert und ergänzt.

4.1 Was ist (rechtlich) erlaubt? Was ist verboten?

Die Nahrungs- und Flüssigkeitsreduktion oder eine Dosiserhöhung von Schmerzmitteln sind palliativmedizinische Maßnahmen, wenn sie entlang des Patientenwillens geschehen und nicht eingesetzt werden, um direkt den Tod herbeizuführen, sondern dem Sterben einen natürlichen Verlauf erlauben. Dies ist deutlich von der ärztlichen Beihilfe zum Selbstmord, der Euthanasie oder (Patienten-)Mord und Totschlag abzugrenzen.

Umfrageergebnisse zeigen, dass palliativmedizinische Maßnahmen, bisher auch »passive Sterbehilfe« genannt, aufgrund mangelnder Information in der Bevölkerung fälschlicherweise als Euthanasie bzw. »aktive Sterbehilfe« wahrgenommen werden. Wegen dieser Trennungsunschärfe sollte die bisherige Unterscheidung in »aktive« und »passive« Sterbehilfe aufgegeben werden. Ärztliches Handeln ist immer »aktiv«, auch und gerade dann, wenn ein Arzt lebensverlängernde Maßnahmen nicht einleitet oder beendet. In diesem Kontext ist es angezeigt, in Zukunft von der »palliativen Sedierung« und nicht mehr von der »terminalen Sedierung« zu sprechen, da nur so bedrohliche Konnotationen vermieden werden.

4.1.1 Das »Putz-Urteil« des BGH von 2010

Unter dem Aktenzeichen 2 StR 454/09 vom 25.06.2010 sprach der Bundesgerichtshof den Münchner Rechtsanwalt Putz frei. Er hatte einer Tochter (= Betreuerin) einer im Koma liegenden Mutter geraten, eine PEG zu durchtrennen, nachdem in einem Pflegeheim die Beendigung der Ernährung entlang des von Arzt und Betreuerin ermittelten mutmaßlichen Patientenwillens nicht stattgegeben wurde. Die ursprüngliche Verurteilung des Landgerichts Fulda wurde aufgehoben. Im Abschnitt 4 wird rechtsgültig erläutert, warum neben passiven Handlungen (»durch Unterlassen«) und indirekten (»durch In-Kauf-Nehmen«) auch aktive Handlungen (z. B. Durchtrennen einer PEG, Abschalten der Beatmung) geeignet sind, den Willen des Patienten straffrei umzusetzen:

»4. Das Landgericht … hat das Durchtrennen des Schlauchs der PEG-Sonde als aktives Handeln gewertet und deshalb der Einwilligung der Patientin eine rechtfertigende Wirkung abgesprochen.

a) Diese Ansicht entspricht der bisher in Rechtsprechung und Literatur ganz überwiegend vertretenen Auffassung, wonach zwischen (unter bestimmten Bedingungen) erlaubter »passiver« und »indirekter« sowie stets verbotener »aktiver« Sterbehilfe zu unterscheiden sei (…). Das bloße Einstellen künstlicher Ernährung ist danach schon wegen seines äußeren Erscheinungsbildes, jedenfalls aber nach dem Schwerpunkt des strafrechtlich relevanten Verhaltens, nicht als aktives Tun, sondern als Unterlassen und damit als »passives« Verhalten angesehen worden (BGHSt 40, 257, 265 f. …). Eine zulässige »passive Sterbehilfe« setzt auf der Grundlage dieser Differenzierung nach bisher herrschender Meinung deshalb stets ein Unterlassen im Rechtssinn (§ 13 StGB) voraus; aktives Handeln im natürlichen Sinne soll danach stets als rechtswidriges Tötungsdelikt im Sinne der §§ 212, 216 StGB strafbar sein (…).

b) An diesem an den äußeren Erscheinungsformen von Tun und Unterlassen orientierten Kriterium für die Abgrenzung zwischen gerechtfertigter und rechtswidriger Herbeiführung des Todes mit Einwilligung oder mutmaßlicher Einwilligung des betroffenen Patienten hält der Senat nicht fest.

aa) Die Rechtsprechung des Bundesgerichtshofs … zeigt, dass die Kriterien für die Abgrenzung zwischen erlaubtem und verbotenem Verhalten nicht allein in der äußerlichen Handlungsqualität gefunden werden können.

bb) Die Grenze zwischen erlaubter Sterbehilfe und einer nach den §§ 212, 216 StGB strafbaren Tötung kann nicht sinnvoll nach Maßgabe einer naturalistischen Unterscheidung von aktivem und passivem Handeln bestimmt werden …

Ein »Behandlungsabbruch« erschöpft sich … nicht in bloßer Untätigkeit; er kann und wird vielmehr fast regelmäßig eine Vielzahl von aktiven und passiven Handlungen umfassen. ... Es ist deshalb sinnvoll und erforderlich, alle Handlungen, die mit einer solchen Beendigung einer ärztlichen Behandlung im Zusammenhang stehen, in einem normativ-wertenden Oberbegriff des Behandlungsabbruchs zusammenzufassen, … Denn wenn ein Patient das Unterlassen einer Behandlung verlangen kann, muss dies gleichermaßen auch für die Beendigung einer nicht (mehr) gewollten Behandlung gelten, gleich, ob dies durch Unterlassen weiterer Behandlungsmaßnahmen oder durch aktives Tun umzusetzen ist, wie es etwa das Abschalten eines Respirators oder die Entfernung einer Ernährungssonde darstellen…

cc) Da eine Differenzierung nach aktivem und passivem Handeln nach äußerlichen Kriterien nicht geeignet ist, …, müssen andere Kriterien gelten, anhand derer diese Unterscheidung vorgenommen werden kann.«

4.2 EAPC-Definition zur Sterbehilfe

Aus dieser Gesetzeslage heraus macht es deshalb Sinn, die Definitionen der europäischen Palliativmedizin-Vereinigung EAPC in Zukunft auch in Deutschland zu übernehmen. Dies forderten bereits vor einigen Jahren eine Enquete-Kommission des Deutschen Bundestages und der Nationale Ethik-Rat. Nach der neuen Rechtsprechung von 2009 und dem oben zitierten Bundesgerichtshofurteil scheint dies immer mehr der gültige Standard für die Beurteilung von rechtlich gültigen und rechtlich falschen Handlungsweisen zu werden.

Erlaubt ist:
A) was entlang des Patientenwillens geschieht und
B) Was nicht mit direkter Tötungsabsicht geschieht (auch wenn sich ein natürlich eintretender Tod ergibt).

Wer gegen das Kriterium »A« verstößt, handelt in Mordabsicht und wird zu bestrafen sein. Wer gegen »B« verstößt, wird in Deutschland dann bestraft, wenn er entweder selbst den Tod herbeiführt (genannt: Euthanasie; strafbar nach § 216; in anderen Ländern jedoch erlaubt) oder wenn er als Arzt/Ärztin bei einem Suizid mithilft (kann nach dem ärztlichen Standesrecht bestraft werden, ist aber sonst in Deutschland auch erlaubt).

Dies sind die Definitionen der EAPC:

Definitionen[6] der EAPC

Es »kann keine der folgenden Maßnahmen als Euthanasie gelten:

- Therapieverzicht bei aussichtsloser Prognose;
- Beendigung von aussichtslosen Maßnahmen;
- »Terminale Sedierung« (der Einsatz von Sedativa zur Linderung intolerablen Leidens in den letzten Tagen des Lebens).«

Mord: »Medizinisches Töten einer Person ohne deren Einwilligung, entweder wegen Unfähigkeit der Person ihr Einverständnis geben zu können (nonvoluntary) oder indem wider ihren Willen gehandelt wird (involuntary), ist nicht Euthanasie, sondern Mord.«

Euthanasie ist Töten auf Verlangen und wird definiert als Handlung eines Arztes, die mit der Absicht erfolgt, eine Person auf deren freiwilliges und angemessenes Verlangen hin zu töten, indem eine Medikation verabreicht wird.

Ärztlich assistierter Selbstmord: Handlung eines Arztes, die mit der Absicht erfolgt, einer Person auf deren freiwilliges und angemessenes Verlangen hin die eigenständige Selbsttötung zu ermöglichen, indem eine Medikation zur Selbstverabreichung bereitgestellt wird« (Materstved 2004, S. 10).

Tabelle 20: Eine Übersetzungshilfe (alte/neue Definitionen).[7]

Bezeichnung	Alte Definition	Neue Definition
Aktive Sterbehilfe	Tötung auf Verlangen	Euthanasie
Passive Sterbehilfe		Nicht-Einleitung oder Nicht-Fortführung lebenserhaltender Maßnahmen (Zulassen des Sterbens)
Indirekte Sterbehilfe		Zulässige Leidenslinderung bei Gefahr der Lebensverkürzung

6 Diese Definitionen sollen nun gelten, fordert seit 2004 die EAPC: Materstvedt, L. J. u. a. (2007): Euthanasia and physician-assisted suicide: a view from an EAPC Ethics Task Force. In: Palliative Medicine 2003; 17: 97–101. Auch: www.eapcnet.org/download/forEuthanasia/PM200317(2)Materstvedt.pdf und 2006 auch der nationale Ethikrat, siehe: http://www.ethikrat.org/stellungnahmen/pdf/Stellungnahme_Sterbebegleitung.pdf

7 http://www.muenchner-wissenschaftstage.de/content/e160/e707/e728/e1105/filetitle/VBorasio_ger.pdf

4.3 Euthanasie

Die Euthanasie-Fragestellung lässt sich in der Bundesrepublik Deutschland nicht ohne den Rückblick auf die Euthanasie-Praxis des Dritten Reichs behandeln. Von dort ziehen sich Linien der Akzeptanz und insbesondere der Ablehnung gegen jede Form der Lebensverkürzung.

Weiterhin strafbar

Euthanasie ist in Deutschland weiterhin und eindeutig verboten. Da die Handlung der Euthanasie den Tod zum direkten Ziel hat (s. oben 4.2. »B«) bleibt sie strafbar, auch wenn sie dem Patientenwillen entspricht. Neben der Strafbarkeit gilt es auch, die besondere Wirkung jedes »Tötens« zu bedenken.

Die Bevölkerungspyramide dreht sich in diesen Jahrzehnten langsam auf den Kopf. Immer mehr Menschen tragen nicht mehr aktiv zum Bruttosozialprodukt bei: Neben den vielen Älteren und Hochbetagten auch zahlreiche Apalliker, Menschen mit Demenz und bewusstlos-final Erkrankte. Klare Vorgehensweisen für Ärzte im Spannungsfeld von Patientenautonomie und eigenen Wertevorstellungen sind dringend erforderlich. Wolfgang Wordag MdB fragt sich im Rahmen der Bioethikdebatte von Aktion Mensch: »Bringt die Legalisierung der Sterbehilfe uns nicht in Versuchung, Todkranke, Alte und Behinderte einfach loswerden zu wollen?« Und der F.A.Z.-Herausgeber Frank Schirrmacher ergänzt: »Überall werden schon jetzt die Rechnungen darüber aufgemacht, wie hoch unser gesellschaftliches Investment am menschlichen Leben eigentlich einzuschätzen sei, anders ausgedrückt: welche ärztlichen Leistungen eigentlich lohnen [...]. Parallel zu den Debatten über die Kosten der Gesundheit hat bereits eine über die Spareffekte des Sterbens eingesetzt. Vor einigen Jahren haben Wissenschaftler in einer vergleichenden Studie dargestellt, welche Kostenersparnisse die Euthanasie für das amerikanische Gesundheitswesen haben könnte. «

Während Behinderte, die vor Gericht ziehen, um ihrem Leben ein Ende setzen zu dürfen, sich internationaler Aufmerksamkeit gewiss sein können, ist das 2004 gesprochene Urteil des Londoner High Court im Fall eines an zerebellärer Ataxie erkrankten Mannes auf vergleichsweise wenig Interesse gestoßen. Der 43-jährige Mann wollte mit seiner Klage verhindern, dass sein Tod dereinst durch, wie es im Juristendeutsch freundlich heißt, Hilfe zum Sterben, beschleunigt herbeigeführt werden wird. »Leslie Burke hat Anlass zur Besorgnis, denn in Großbritannien hat der General Medical Council, die durch den Medical Act von 1858 eingesetzte oberste Aufsichtsinstanz der ärztlichen Selbstverwaltung, im August 2002 Richtlinien über ›Nichtaufnahme und Abbruch lebensverlängernder Behandlungen‹ veröffentlicht, die in der Öffentlichkeit große Zustimmung gefunden haben. Diese Richtlinien sehen vor, dass Ärzte bei Patienten, die nicht mehr selbst über ihre Behandlung entscheiden können, in deren ›bestem Interesse‹ die anstehenden Entscheidungen auch über Aufnahme oder Abbruch lebensverlängernder Maßnahmen, wie beispielsweise der künstlichen Ernährung und Versorgung mit Flüssigkeit, treffen« (Tolmein 2004).

Seit Frühjahr 2002 ist die Euthanasie in den Niederlanden und in Belgien gesetzlich nicht mehr verboten, wenn bestimmte Kriterien der Einwilligung, Information und Dokumentation eingehalten werden.
Das luxemburgische Parlament hat Ende Februar 2008 mit 30 Ja-Stimmen bei 26 Nein-Stimmen und drei Enthaltungen für einen entsprechenden Entwurf der aktiven Sterbehilfe votiert. Voraussetzung für die straffreie Sterbehilfe ist, dass ein »unheilbar kranker und unerträglich leidender Patient freiwillig, überlegt und wiederholt schriftlich« den Willen zur Beendigung seines Lebens bekundet. Selbst 16- bis 18-jährige Patienten sollen um Sterbehilfe bitten können, wenn die Eltern oder die gesetzlichen Vertreter ihre Zustimmung erteilen. Bei willensunfähigen Patienten soll eine Patientenverfügung ausreichend sein. Ärzte sind nach dem neuen Gesetz verpflichtet, mit dem Patienten mehrere Gespräche über seine Entscheidung zu führen und einen weiteren Arzt zur Beratung hinzuziehen.

4.4 Assistierter Suizid

In der Schweiz gibt es mit Dignitas eine Organisation, die Schweizern und Nicht-Schweizern die Assistenz beim Selbstmord anbietet. Die rein ehrenamtlich tätigen Mitarbeiterinnen von EXIT hingegen unterstützen ausschließlich Schweizer Selbstmordwillige. Die Organisation Dignitas ist in

der Presse wiederholt negativ aufgefallen, insbesondere seitdem Tötungsorte (auf einem Parkplatz) und Methoden (Plastiksack und Helium) gewählt werden, die nicht als würdevoll zu bezeichnen sind. Es gab Versuche von Dignitas und anderen Organisationen auch in Deutschland Fuß zu fassen.
Da der Suizid nicht strafbar ist, kann es auch die Beihilfe zum Suizid nicht sein. Es gilt jedoch zwei besondere Gesichtspunkte zu beachten:
a) Dürfen Ärzte die konkrete Beihilfe zum Suizid leisten?
b) Was beinhaltet die sogenannte »Garantenstellung« von Dritten?

4.4.1 Ärztlich assistierter Suizid

Was dem medizinischen Laien erlaubt ist, ist es nicht unbedingt dem Arzt. Der Präsident der Bundesärztekammer, Jörg-Dietrich Hoppe sagte dazu in einem Interview mit der Rheinischen Post vom 18.8.2010: »Ich kann mir für unser Berufsrecht eine Formulierung vorstellen, die zum Ausdruck bringt, dass es nicht zur Aufgabe des Arztes gehört, Menschen beim Suizid zu helfen. Wenn der Arzt als Mensch dies aber mit seinem Gewissen vereinbaren kann, dann darf er dies tun«.
Der 114. Ärztetag in Kiel im Juni 2011 entschied dann anders: »Ärztinnen und Ärzte haben Sterbenden unter Wahrung ihrer Würde und unter Achtung ihres Willens beizustehen. Es ist ihnen verboten, Patienten auf deren Verlangen zu töten. Sie dürfen keine Hilfe zur Selbsttötung leisten.« Dies ist der neugefasste § 16 der Musterberufsordnung, die von manchen Landesärztekammern in den Folgejahren weitgehend übernommen worden ist.
Ob eine Einschränkung der ärztlichen Berufsausübung nach erfolgter Beihilfe zum Suizid rechtlich Bestand haben wird? Das ist nach einem jüngsten Urteil des Landesverwaltungsgerichts Berlin (Az. VG 9 K 63.09 vom 2. 4. 2012) zumindest unklar.

4.4.2 Unterlassene Hilfeleistung

Im Zuge des neuen Patientenverfügungsgesetzes ist es jetzt und zukünftig nicht mehr verboten, wenn Dritte bei einem Suizid nicht mehr lebensrettend eingreifen, das heißt: wenn sie nicht ihre mögliche »Garantenstellung« wahrnehmen. Sie machen sich – wenn alles klar dokumentiert wird – nicht der unterlassenen Hilfeleistung schuldig. Dies wurde vor kurzem auch richterlich bestätigt, wie dieser Fall illustriert: Die 77-jährige Münchnerin Anna P.[8] wusste seit langem, dass sie an Alzheimerscher Demenz litt. Sie war insoweit in ärztlicher Behandlung. Sie wusste um die Entwicklung dieses Krankheitsbildes und plante, sich das Leben zu nehmen, bevor sie aufgrund des Fortschreitens der Krankheit dazu nicht mehr der Lage war.

Die Medizinrechtliche Sozietät Putz & Steldinger sicherte das Vorhaben der Dame rechtlich ab. Die Freiverantwortlichkeit wurde ärztlich attestiert. In einer von den Rechtsanwälten der Medizinrechtlichen Sozietät Putz & Steldinger erarbeiteten besonderen Erklärung der Mutter wurde den Kindern aufgegeben, ihren Willen zu respektieren und ihr Versterben nicht zu verhindern. Dadurch waren die Kinder abgesichert. So konnten sie ihrer Mutter bei ihrem Freitod beistehen. Die Familie versammelte sich, nahm Abschied und zwei Kinder verweilten bis zuletzt bei der Mutter, ohne sich strafbar zu machen. Nach dem Tod wurde wie geplant die Polizei verständigt und die Rechtsanwälte betreuten die Familie im folgenden strafrechtlichen Ermittlungsverfahren. In einer Einstellungsverfügung der Staatsanwaltschaft München I (125 Js 11736/09) wurde bestätigt, dass die Angehörigen sich dank dieser sorgfältigen juristischen Absicherung weder der Tötung durch Unterlassen noch der unterlassenen Hilfeleistung schuldig gemacht hatten.[9]

4.5 Erlaubter Behandlungsabbruch

Die Beendigung oder Nicht-Einleitung lebenserhaltender Maßnahmen kann palliativmedizinisch angezeigt sein und ist dann rechtlich erlaubt. Um dies eindeutig von Euthanasie abzugrenzen, ist zuerst nach Absicht und Zweck der Maßnahme zu fragen. Eine direkte Tötungsabsicht ist auszuschließen. Als erstes muss immer die Einwilligung des Patienten eindeutig vorhanden sein und dokumentiert werden. Ist der Patient nicht einwilligungsfähig, so sollte zusammen mit Betreuern, Bevollmächtigten und Angehörigen ein Konsens über die weitere Vorgehensweise gebildet werden. Nur im Fall eines Dissenses wären Vormundschaftsgerichte einzuschalten.

---

8 Name geändert

9 Pressemitteilung der Kanzlei entnommen der Page: www.wernerschell.de

Die ausführliche Dokumentation und Kommunikation mit allen Beteiligten beugt späteren Klagen am besten vor.

Sonderfall: Die Palliative Sedierung

Die »terminale« oder besser genannt »palliative Sedierung« soll in der letzten Lebensphase unerträgliches Leiden lindern. Der Einsatz von Sedativa als ultima ratio dient rein der Symptomkontrolle. Müller-Busch (2004) empfiehlt eine »bedarfsgesteuerte intermittierende oder kontinuierliche intravenöse oder subkutane Infusion von Sedativa (z. B. Midazolam i.v., 0,5–10 mg/h) und Kotherapeutika adaptiert an Willen, Zustand und Wunsch des Patienten.« Dabei sollte ein »Sedierungsprotokoll mit kontinuierlicher Dokumentation von Symptomen und Vigilanz, Medikamentendosierungen, Kreislauf, Atmung und Kommunikation« geführt werden. Intention der »palliativen Sedierung« sei es, Symptome, Schmerz und Angst zu lindern und einen ruhigen (Nacht-)Schlaf zu ermöglichen. Die Sedierung müsse stets unter Berücksichtigung der kommunikativen Beziehungen erfolgen. Die Maßnahmen sollen die Sterbesituation erleichtern, so Müller-Busch, und nicht das Eintreten des Todes vorwegnehmen oder stark beschleunigen.

4.6 Entscheidungsdiagramm zum Behandlungsabbruch

In Krisen ist es notwendig, nach einer klaren Vorgehensweise vorzugehen, damit nicht Panik und aufschäumende Emotionen die Oberhand gewinnen. Der Gesetzgeber hat die Vorgehensweise seit dem 1. September 2009 verbindlich geregelt. Er hat auch die Gültigkeit von Patientenverfügungen in diesem Kontext gestärkt. Dazu wurde das Betreuungsrecht erweitert: die beiden neuen §§ 1901a und b und der neugefasste § 1904 BGB. Die Handlungshoheit liegt bei den Behandlungsentscheidungen stets beim orientierten/wachen Patienten bzw. in den anderen Fällen beim Betreuer. Zusammen mit einem Arzt wird die Behandlung gemäß dem Patientenwillen gestaltet und gesteuert. Wer bei diesen Entscheidungen unbedingt mit wem sprechen muss, ist klar festgelegt. Zum besseren Überblick habe ich entlang der aktuellen Gesetze ein neues Flussdiagramm[10] entwickelt:

10 S. Becker-Ebel, J.: Palliativkompetenz und Hospizkultur entwickeln. Abschnitt IX Kapitel 10. vVl. Borasio, Putz, Eisenmenger: Verbindlichkeit von Patientenverfügungen gestärkt. In: Dt. Ärzteblatt 2003, S. A2062 – A2065 http://www.aerzteblatt.de/v4/archiv/bild.asp?id=5760.

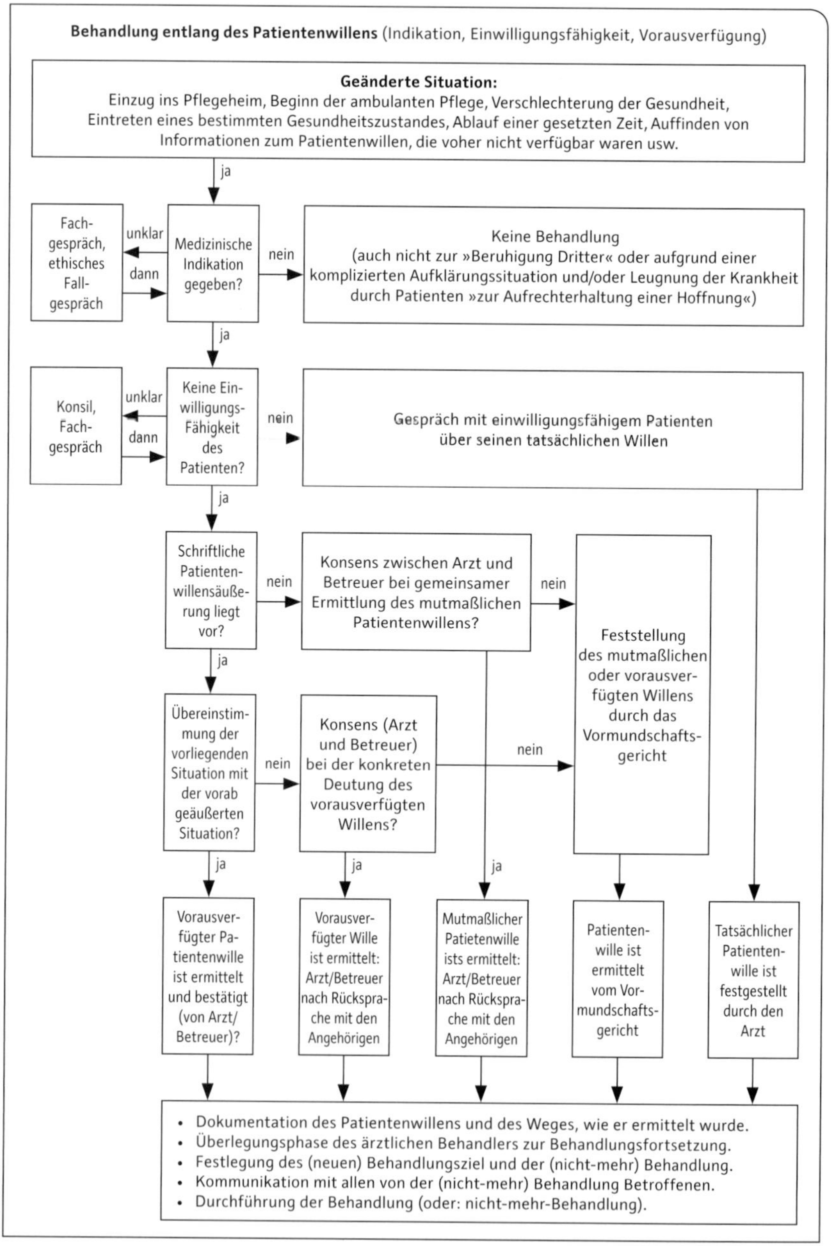

Abb. 12: Flussdiagramm »Entscheidungsfindung gemäß des Patienten-Willens« – neue Rechtsprechung (nach Becker-Ebel 2009).

Die konkrete Anwendung

Im vorliegenden Diagramm geht es um die Umsetzung des Bewohnerwillens/Patientenwillens in allen Behandlungsphasen, insbesondere aber beim Abbruch lebensverlängernder Maßnahmen und bei der Nicht-Einleitung lebensverlängernder Maßnahmen (siehe EAPC-Definition)

Vorabfrage: Liegt eine Situationsänderung vor, die eine Behandlungsplanänderung nötig macht?

Diese Fragestellung eines Behandlungsabbruchs oder einer Nicht-Einleitung von lebensverlängernden Maßnahmen (z. B. PEG-Anlage) stellt sich immer nur in einem festen Kontext, nie nur allgemein. Liegt eine Situationsveränderung vor, kann entlang dieses Diagramms vorgegangen werden. Die Situationsänderungen können wie dort beschrieben sehr vielfältig sein.

Einstiegsfrage: Indikation gegeben?

Als erstes ist zu klären, ob es für die neu zu beginnende/einzusetzende oder fortzuführende Behandlung eine medizinische Indikation gibt. Sollte die neue/weitere Behandlung medizinisch nicht indiziert sein, so ist diese stets zu unterlassen. Es ist z. B. keine Flüssigkeitsgabe beim sterbenden Patienten subkutan anzusetzen, wenn es ausschließlich die Angehörigen beruhigen soll und medizinisch nicht mehr angezeigt oder sogar kontraindiziert ist.

Keine Einwilligungsfähigkeit?

Ist der Patient einwilligungsfähig (d. h., die Antwort auf »Ist der Patient nicht einwilligungsfähig« lautet »Nein«), dann ist der tatsächliche Patientenwille zu ermitteln. Dies findet in einem Gespräch zwischen Arzt und Patient statt, eventuell nach Wunsch des Patienten im Beisein der Angehörigen oder auch in großer Runde. Ermittelt wird dann der tatsächliche Patientenwille. Ist die Antwort auf die »Nicht-Einwilligungsfähigkeit ein eindeutiges »Ja«, geht es nun unten weiter.

Vorliegende schriftliche Willensäußerung?

Liegt eine schriftliche Willensäußerung vor, so geht es nun unten weiter mit »Ja«. Es ist der vorausverfügte Wille maßgeblich. Liegt diese Willensäußerung nicht vor oder liegt eine Willensäußerung nur mündlich vor, so lautet die Antwort »Nein«. In diesem Fall ist weder der vorausverfügte noch der tatsächliche Wille ermittelbar, sondern nur der mutmaßliche Patientenwille.

Hinweis zur Patientenverfügung

Sollte der Patient seinen Willen im Voraus verfügt haben, hat der Arzt diese Vorausverfügung zu berücksichtigen.

Die Vordrucke zur »Patientenverfügung«, »Bevollmächtigung in medizinischen Fragen« oder »Betreuungsverfügungen/Vorsorgevollmacht gemäß § 1896 BGB« wurden hierfür mittlerweile von gut 10 % der Bevölkerung genutzt.

Der vorausschauende Patient kann, für den Fall, dass er später einmal nicht mehr einwilligungsfähig sein sollte, einen gesetzlichen Vertreter oder Bevollmächtigten bestimmen. Eine solche Patientenverfügung muss seit September 2009 schriftlich gefasst werden, um gültig zu sein. Sie kann (muss aber nicht) regelmäßig neu unterschrieben bzw. abgeändert werden. Der Patient sollte hier konkrete Wünsche auf gewisse Formen der/des Behandlungsfortsetzung oder -abbruchs festlegen. Auch sollte beschrieben werden, wann (d. h. bei welchen Krankheitsbildern oder welchen Lebensumständen) diese Weiterbehandlung/dieser Behandlungsabbruch umgesetzt werden soll.

Der Bevollmächtigte kann (muss aber nicht) diese Verfügung unterschreiben und mit seiner aktuellen Adresse versehen. Besser als ein Multiple-Choice-Katalog für alle Eventualitäten ist es, wenn der Patient seine Werte, Wünsche und Lebensbilder in eigenen, selbst gewählten Worten beschreiben kann.

In der Patientenverfügung können auch Vorerfahrungen, biografische Situationen und als besonders angenehm oder unangenehm erlebte Behandlungsformen erwähnt werden. Beim Verfassen der Verfügung sollte der Patient im Vollbesitz seiner geistigen Kräfte sein (in der Fachsprache: »einwilligungsfähig«), freiwillig und nach reiflicher Überlegung handeln.

Wenn Zweifel an der »Einwilligungsfähigkeit« bestehen kann der Verfasser sich diese durch eine Unterschrift von Zeugen (im besonderen Fall, z. B. beginnende Demenz oder mittelschwere Depression, von einem Arzt) attestieren lassen. Hilfreich für die spätere Entscheidungsfindung durch den Arzt und/oder ein Ethikteam ist sicher, wenn der Patient auch auf die Umstände hinweist, in denen er sich gerade befindet, wie z. B. eine beginnende Krankheit, eine anstehende Operation oder den kürzlich erlebten Tod eines Angehörigen.

Übereinstimmung der Situation

Wenn ein vorausverfügter Wille vorliegt, ist zu prüfen, ob dieser Wille in der konkreten Situation auch tatsächlich greift. Ist die in einer Patientenverfügung beschriebene Situation und der dann folgende Wunsch nach weiterer Behandlung, einem Behandlungsabbruch oder Nicht-Einleitung weiterer Behandlung (wie z. B. künstlicher Ernährung) wirklich so eingetroffen und der Wille des Patienten für diese Situation völlig klar? Sind die vorab benannte und jetzt zutreffende Situation identisch, so ist hier mit »Ja« zu antworten und der vorausverfügte Wille ist eindeutig ermittelbar. Sollte diese Eindeutigkeit nicht gegeben sein, so wird die schriftlich vorliegende Patientenwillensäußerung dadurch nicht unbrauchbar, lediglich die totale Übereinstimmung ist nicht gegeben und deshalb ist hier mit »Nein« zu antworten. Dann steht die Deutung des vorausverfügten Willens an.

Konsensprozesse

In den Fällen, in denen es bei den beiden letzten Fragen ein »Nein« zur Antwort gibt, versuchen die dafür vorgesehenen Personen den mutmaßlichen bzw. durch Deutung den vorausverfügten Willen in einem Konsens zu ermitteln. Gelingt der Konsens – Antwort heißt »Ja« – dann kann der vorausverfügte Wille bzw. der mutmaßliche Wille ermittelt werden. Bei der Erforschung des mutmaßlichen Willens helfen neben den mündlichen vorab geäußerten Willenserklärungen auch aktuelle Äußerungen. Bei der Deutung des vorausverfügten Willens und der Ermittlung des mutmaßlichen Willens können bzw. sollten die Angehörigen mit einbezogen werden. Ähnliches gilt für die Pflegenden. Der genaue Ablauf ist in dem neuen Gesetz geregelt. Gibt es keinen Konsens – die Antwort lautet »Nein« – dann ist das Vormundschaftsgericht durch einen oder beide der Beteiligten anzurufen, damit dort der Wille des Patienten ermittelt wird. Das Vormundschaftsgericht stellt dann den ermittelten vorausverfügten oder den mutmaßlichen Willen fest (und entscheidet im anhaltenden Zweifel für die Lebensverlängerung). Zu den Konsensprozessen und der Möglichkeit eines Ethischen Fallgesprächs siehe das folgende Kapitel.

Den ermittelten Willen umsetzen

Wenn der tatsächliche, vorausverfügte, ermittelte-vorausverfügte, mutmaßliche oder vom Vormundschaftsgericht festgestellte Wille vorliegt, so ist dieser ausführlich zu dokumentieren (auch der Weg ist zu dokumentieren, wie er festgestellt wurde und warum). Darauf hin trifft der Arzt die Festlegung der Behandlungsoption. Falls ein Arzt in persönliche-ethische Krisen kommt, kann er die weitere Behandlung niederlegen und die Behandlung einem Kollegen abtreten. Er darf jedoch nicht mehr, wie früher bisweilen geschehen, seine eigenen ethischen Einstellungen über den Patientenwillen setzen und diesen missachten und anders handeln, als der ermittelte Patientenwille es vorsieht. Nach der Festlegung des Behandlungsplans (oder auch: Nicht-Mehr-Behandlungsplans) sind die Angehörigen und die Pflegenden zu informieren, denn sie müssen mit dem eventuellen Sterben leben (außer: Der Patient wollte dies ausdrücklich nicht.). Die Behandlung, der Abbruch der Behandlung bzw. die Nicht-Einleitung einer Behandlung ist dann zu vollziehen. Dabei sind alle palliativpflegerischen und medizinischen Maßnahmen durchzuführen und auch die Begleitung des Sterbenden mit seinen sozialen und seelischen Bedürfnissen zu berücksichtigen. Dies alles sind Maßnahmen der sogenannten »passiven« oder auch »indirekten« Sterbehilfe, die durch das neue Gesetz geboten sind und durch die Palliativversorgung begleitet werden. Sie entsprechen nun ganz dem deutschen Recht. Es ist rechtsmissbräuchlich, den Patientenwillen nicht zu berücksichtigen.

4.7 Interprofessionelle ethische Fallberatungen

Zu Beginn einer Beschäftigung mit den Fragen der Ethik und der Rechtsicherheit bei ethischen Entscheidungen am Lebensende steht oft eine persönliche Betroffenheit: Die Betroffenheit der Angehörigen nach dem (plötzlichen) Versterben, die Betroffenheit der Pflegekraft eines Altenheims über ein sich qualvoll hinziehendes Ende und die des Arztes über einen guten Behandlungsverlauf, aber eine missglückte Kommunikation.

Manche Kliniken haben positive Erfahrungen mit Teamentscheidungen gemacht. Bewährt haben sich auch interdisziplinäre Ethikkomitees, wie sie in den letzten Jahren entstanden sind. Alle, die in direktem Patientenkontakt stehen, werden hier zu Mit-Entscheidungsfindern. An den ethischen (patientennahen) Fallbesprechungen nehmen stets auch Pflegende, und oft Therapeuten und Seelsorger teil. Nur Grundsatzfragen werden zentral und eher patientenfern entschieden (Ethik-Komitee). Bei patientennahen Fallgesprächen erweist es sich als hilfreich, wenn der Arzt auch diejenigen, die als Pflegekräfte tagtäglich in intensivem Patientenkontakt stehen, in seine Entscheidungsfindung und die Ermittlung des mutmaßlichen Patientenwillens mit einbezieht. Die Pflegenden haben die Umsetzung der Entscheidung letztlich mit zu tragen. Darüber hinaus sind Schwestern und Pfleger meist erste Ansprechpartner für die Angehörigen eines Patienten. Die Umsetzung dieses Konzepts auf den Alltag der stationären Altenpflege ist möglich[11].

Sehr unterschiedlich, je nach Einrichtung, sind eigene Konzepte und Herangehensweisen vonnöten. Im Pflegeheim geht es darum, die unterschiedlichen Entscheidungspartner möglichst zur selben Zeit an einen Tisch zu holen. Im Folgenden werden unterschiedliche Modelle vorgestellt, die für die eigene Einrichtung hilfreich sein können.

Wenn nach einem, teils langem Einigungsprozess und nach einer Erprobungsphase eine gute Vorgehensweise gefunden wurde, wie in einer Einrichtung vorgegangen werden soll und was die Bewohner und Angehörigen und alle anderen Mitbeteiligten erwartet, dann gilt es, dies einer (meist uninformierten) Öffentlichkeit bekannt zu geben. Ausführlich und verständlich hat dies z.B. das Reformierte Gemeindestift Elberfeld in einer Broschüre gemacht. Das Gemeindestift geht nach der Methode der Ethischen Fallbesprechungen nach dem Nimwegener Modell vor.[12]

Dabei können viele ethische Konflikte durch patientennahe Fallgespräche geklärt und oft auch (einstimmig) gelöst werden. Dazu bewährt sich seit Jahrzehnten die Vorgehensweise einer ethischen Fallbesprechung nach dem Nimwegener Modell. Für die Durchführung eines ethischen Fallgesprächs ist die Leitung durch einen Moderator nötig.

Die Aufgaben des Moderators sind die Organisation und Durchführung der Fallbesprechung: Um ein reibungsloses Zustandekommen einer verbindlich einberufenen ethischen Fallbesprechung zu fördern, wird dem Moderator

---

11 Z.B. die Ethischen Fallgespräche im Ref. Gemeindestift Elberfeld in Wuppertal, siehe: Steurer, J. (2007): Palliativkompetenz und Hospizkultur entwickeln. Hamburg: Behr's Verlag 2007. Kapitel XII.2

12 Steurer, J. (Hrsg.) (2007): Palliativkompetenz und Hospizkultur entwickeln. Kapitel IX.2. Hamburg: Behrs-Verlag.

nicht nur die Durchführung, sondern auch die Organisation in Auftrag gegeben:

- die formale Prüfung, ob die Fallbesprechung ordnungsgemäß eingefordert wurde,
- die Ermittlung, wer zur Besprechung eingeladen werden muss oder soll,
- die Klärung von Ort und Zeit.

Eine Kenntnis des Falles ist nicht notwendig, gegebenenfalls sogar hinderlich für die erwartete Neutralität des Moderators. Der Moderator sollte durch eine Schulung auf seine Aufgabe vorbereitet werden.

Bei der Durchführung der Fallbesprechung besteht die Rolle der Moderation im Wesentlichen darin, den Verlauf des Gespräches zu steuern und bewusst zu machen. Eine inhaltliche Beteiligung oder eine eigene Stellungsnahme zur Behandlung widerspricht der geforderten Neutralität. Im Einzelnen stellen sich für die Moderation folgende Aufgaben:

- Benennung, Beobachtung und gegebenenfalls Erinnerung von fairen Diskursbedingungen (zum Beispiel Gleichberechtigung und Eigenverantwortung der Teilnehmer, Gleichwertigkeit der Beiträge, Anerkennung von unterschiedlichen Wahrnehmungen und Beurteilungen);
- Strukturierung des Prozesses durch Zusammenfassung, Setzung von Zäsuren (gedankliche Einschnitte), Übergang zu neuen Fragestellungen; Bewussthaltung des Unterschieds von Faktensammlung und Faktenbewertung;
- Beachtung des Zeitrahmens;
- Formulierung des Ergebnisses;
- Erstellung beziehungsweise Delegation des Protokolls.

In verschiedenen Modellen für ethische Fallbesprechungen hat es sich als hilfreich gezeigt, eine grobe Struktur vorzugeben und zu beachten. Eine Struktur durch einen vorgefertigten Fragebogen ist hilfreich.[13]

---

13 www.diakonie-hannovers.de/downloads/lebenamlebensende.pdf, S. 51 f.

4.7.1 Das Nimwegener Modell

1. Wie lautet das ethische Problem?
   - D. h.: Welche Behandlung ist vorgesehen bzw. soll beendet werden bzw. soll nicht mehr eingeleitet werden?

2. Medizinische Gesichtspunkte
   - Wie lautet die Diagnose des Patienten und wie ist die Prognose?
   - Welche (lebensverlängernde) Behandlung kann/könnte vorgeschlagen werden?
   - Hat diese (lebensverlängernde) Behandlung tatsächlich einen günstigen Effekt auf die Prognose? In welchem Maße?
   - Wie ist die Prognose, wenn von dieser Behandlung abgesehen wird?
   - Kann die vorgesehene (lebensverlängernde) Behandlung dem Patienten auch gesundheitlich schaden?
   - Wie verhalten sich die positiven und negativen Auswirkungen der vorgesehenen Behandlung zueinander?

3. Pflegerische Gesichtspunkte
   - Wie ist die pflegerische Situation des Patienten zu beschreiben?
   - Welcher Pflegeplan wird vorgeschlagen?
   - Inwieweit kann der Patient sich selbst versorgen?
   - Inwieweit beeinflusst die vorgesehene Behandlung die weitere Pflege?

4. Soziale und weltanschauliche Gesichtspunkte
   - Was ist über die Weltanschauung des Patienten bekannt und spielt bei der Behandlungsentscheidung eine Rolle?
   - Wie sieht er selbst seine Krankheit? Wie prägt seine Weltanschauung seine Einstellung gegenüber seiner Krankheit?
   - Wie sieht das soziale Umfeld des Patienten aus?
   - Spielen Einschränkungen im sozialen System eine Rolle bei der Behandlungsentscheidung? Können diese Einschränkungen anderweitig aufgefangen werden? Oder: Übersteigen diese Auswirkungen der Krankheit und der geplanten Behandlung die Kräfte des Patienten und seiner Umgebung ?
   - Wie wirken sich Krankheit und Behandlung auf seine Angehörigen, seinen Lebensstil und seine soziale Position aus?

5. Wohlbefinden des Patienten
   - Wie wirken sich Krankheit und Behandlung auf das Wohlbefinden des Patienten aus (Lebensfreude, Bewegungsfreiheit, körperliches und geistiges Wohlbefinden, Schmerz, Verkürzung des Lebens, Angst etc.)?

6a. Bei Patienten ohne eigene Willensfähigkeit:
   - Wie und durch wen wird festgestellt, dass der Patient nicht zu einem eigenen Willen fähig ist?
   - In welcher Hinsicht ist er nicht willensfähig?
   - Wird die Willensunfähigkeit als zeitlich begrenzt oder dauerhaft angesehen?
   - Welche Aussicht besteht auf Wiederherstellung der Willensfähigkeit?
   - Können die jeweils zutreffenden Entscheidungen so lange aufgeschoben werden?
   - Gibt es einen guten Vertreter der Interessen des Patienten? Gibt es einen Bevollmächtigten/einen Betreuer?
   - Hat der Patienten seinen Behandlungs(-begrenzungs-)wunsch vorher schriftlich festgelegt?

6b. Bei einwilligungsfähigen Patienten:
   - Wurde der Patient umfassend informiert und hat er seine Situation verstanden?
   - Wie sieht der Patient selbst seine Krankheit?
   - Wurde der Patient bis dato ausreichend an der Beschlussfassung beteiligt?
   - Wie urteilt er über die Belastungen und den Nutzen der Behandlung?
   - Welche Werte und Auffassungen des Patienten sind relevant
   - Welche Haltung vertritt der Patient gegenüber lebensverlängernden Maßnahmen und Intensivtherapie?

7. Verantwortlichkeit und Konsensfindung von Ärzten, Pflegenden und anderen Betreuenden
   - Gibt es zwischen Ärzten, Pflegenden, anderen Betreuenden, dem Patienten und seinen Angehörigen Meinungsverschiedenheiten darüber, was getan werden soll?
   - Kann dieser Konflikt gelöst werden durch die Auswahl einer bestimmten Versorgung?

- Gibt es genügend gemeinsame Beratung unter Ärzten, Pflegenden und anderen Betreuenden?
- Sind ihre Verantwortlichkeiten deutlich genug abgegrenzt worden?
- Gibt es im Team Spannungen angesichts des Falles?
- Ist das vorgeschlagene Vorgehen im Hinblick auf andere Patienten zu verantworten?
- Müssen Interessen Dritter mitberücksichtigt werden?
- Welches sind die relevanten Leitlinien der Einrichtung?

8. Beschlussfassung einschließlich Zusammenfassung der wichtigsten Gründe, die zu ihr geführt haben
   - Wie lautet nun – nach der Beratung – das ethische Problem?
   - Sind wichtige Fakten immer noch unbekannt? Kann dennoch ein verantwortlicher Beschluss gefasst werden?
   - Wenn kein Konsens gefunden wird: Gibt es einen Ausweg aus diesem Dilemma?
   - Welche Handlungsalternative steht am meisten in Übereinstimmung mit den Werten des Patienten?
   - Welche weiteren Argumente spielen bei der Entscheidung eine Rolle?
   - Welche Handlungsweise verdient den Vorzug auf der Basis der genannten Argumente?
   - Welche konkreten Verpflichtungen gehen die Betroffenen ein? Welche Fragen bleiben unbeantwortet?
   - In welchen Fällen muss die Entscheidung aufs Neue überdacht werden?

Die Antworten auf diese Fragen sollten durch den Moderator (oder seinen Begleiter) in Stichworten und vom Gesamtergebnis her kurz notiert werden. Das Ergebnis (bei Konsens oder Dissens und neuem Besprechungsbedarf) sollte dann von allen unterschrieben werden und stellt ein rechtlich relevantes (Zwischen-)Ergebnis dar. Die tatsächliche Entscheidung liegt stets in den Händen des behandelnden Arztes (siehe Abbildung 12). Ob die Umsetzung der ethischen Standards gelungen ist, lässt sich keineswegs an der Menge der durchgeführten Maßnahmen messen. Es ist nicht die Zahl der Fallgespräche, die eine gute ethische Kompetenz einer Einrichtung bestätigt. Vielmehr geht es darum, ethische Problematiken möglichst klar zu erfassen und dann den Gesamtfortschritt bei der Bewältigung regelmäßig zu untersuchen, zu evaluieren, festzustellen.

5 UMSETZUNG EINES FUNDIERTEN SCHMERZMANAGEMENTS

Meike Schwermann

Die Linderung von Schmerzen ist ein wesentliches Ziel im Rahmen der Symptomkontrolle und -therapie in der palliativen Begleitung. Durch die Änderungen im Rahmen der Pflegeversicherung 2008 erhält das Schmerzmanagement – nach dem Expertenstandard des Deutschen Netzwerk für Qualitätsentwicklung in der Pflege (DNQP[14]) (2005) – eine zusätzliche wichtige Bedeutung. Ab sofort sind die Einrichtungen der Altenhilfe gefordert, ein fundiertes Schmerzmanagement in die Organisationsentwicklung einzubinden. Nur so sind die objektive Erfassung der Schmerzlinderung und eine systematische und evaluierte Schmerztherapie gewährleistet. Nur so werden Anleitung und Schulung im Hinblick auf ein Schmerzmanagement fundiert möglich.

Der Schmerz als ein sehr individuelles Erlebnis eines jeden Menschen wird von einer führenden Pflegeexpertin, McCaffery (1999, S. 17), wie folgt umschrieben: »Schmerz ist das, was der Betroffene mitteilt. Er ist vorhanden, wenn der Betroffene mit Schmerzen sagt, dass er Schmerzen hat.« Zudem zeigt eine weitere Definition der IASP (International Association for the Study of Pain), dass zu der individuellen Komponente eine wesentliche physiologische Perspektive hinzutritt. Sie sagt, dass Schmerz ein »… unangenehmes Sinnes- und Gefühlserlebnis ist, das mit aktuellen oder potenziellen Gewebeschädigungen verknüpft ist oder mit Begriffen solcher Schädigungen beschrieben wird« (dt. Übersetzung nach Merskey & Bogduk 1994, S. 210).

In der stationären Altenhilfe werden überwiegend Menschen betreut, die unter chronischen Schmerzen leiden. Der akute Schmerz ist eine biologisch sinnvolle Warnfunktion. Er lässt meistens nach einigen Tagen bzw. Wochen wieder nach, seine Ursachen können erfasst und behandelt werden.

---

[14] In diesem Kapitel werden zitierte Textstellen aus dem Expertenstandard mit dieser Abkürzung kenntlich gemacht.

Chronischer Schmerz

Der chronische Schmerz dauert länger als drei Monate an. Er hat keine biologische Warnfunktion mehr. Insbesondere bei älteren Menschen hat das Schmerzerleben häufig verschiedene Ursachen, die nicht mehr genau diagnostiziert werden können. Da sie an mehreren Krankheiten gleichzeitig leiden können, stellt sich häufig ein sehr unterschiedliches Schmerzbild dar. Lokalisation und Intensität der Schmerzen können sich immer wieder verändern.

Kunz (2006, S. 226) verdeutlicht, dass dadurch die Glaubwürdigkeit der Schmerzäußerungen geschmälert werden kann, was wiederum zu einer Unterversorgung der belastenden Schmerzsituation führt. Von Außenstehenden werden chronische Schmerzzustände nicht mehr ernsthaft wahrgenommen, wenn der Betroffene bei jedem Kontakt andere Schmerzen angibt. Der »totale Schmerz« (Total pain) bekommt für die professionelle Begleitung älterer Menschen eine besondere Bedeutung. Kunz (2006 S. 227) erläutert, dass im Alter jeder Schmerz eine subjektive Wahrnehmung, ein unterschiedlich erlebtes Gefühl darstellt, das aus verschiedenen Ebenen besteht, die sich summieren und gegenseitig beeinflussen. Demnach wird jeder Schmerz in seiner Verarbeitung, seinem subjektiven Erleben und seiner individuellen Bedeutung verstärkt durch Umstände und Einflüsse, die durch den sozialen Schmerz, den psychischen Schmerz sowie den spirituellen Schmerz beeinflusst werden.

Der Schmerz hat einen wesentlichen Einfluss auf die Lebensqualität älterer Menschen. Er steht in einem engen Zusammenhang mit der Aktivität, der Freude am Leben und somit auch mit der sozialen Kompetenz eines Menschen. Allein aus diesem Grund sollte ein fundiertes Schmerzmanagement ein wesentlicher Bestandteil einer ganzheitlichen Begleitung hochbetagter Menschen in den Institutionen werden – vom Einzug an.

Das sagt der Expertenstandard

Die Standardaussage des Expertenstandards des DNQP (2005, S. 25) lautet: »Jeder Patient/Betroffene mit akuten oder tumorbedingten chronischen Schmerzen sowie zu erwartenden Schmerzen erhält ein angemessenes Schmerzmanagement, das dem Entstehen von Schmerzen vorbeugt, sie auf ein erträgliches Maß reduziert oder beseitigt.«

Betrachtet man die Zielgruppe, die mit dem Expertenstandard ein fundiertes Schmerzmanagement erfahren, sind die betroffenen hochbetagten Menschen in der stationären Altenpflege eigentlich von der Umsetzung des Expertenstandards ausgenommen. Hier leiden die meisten Menschen überwiegend an chronischen Schmerzen, in vielen Fällen aufgrund eines multimorbiden Krankheitsgeschehens. Akute oder tumorbedingte Schmerzen treten eher seltener bzw. nicht so dominant auf. Des Weiteren ist ein Großteil der Bewohner kognitiv aufgrund einer demenziellen Erkrankung nicht mehr in der Lage, konkrete Aussagen zum eigenen Schmerzerleben zu machen.

Innerhalb dieses Kapitels wird es zwei Schwerpunktsetzungen geben:

1. Zum einen werden wesentliche Elemente für die Umsetzung eines fundierten Schmerzmanagements für kognitiv orientierte Menschen auf der Grundlage des Expertenstandards vom DNQP (2005) vorgestellt. Diese Elemente können in Qualitätszirkeln konkret auf die Institution adaptiert werden. Dabei wird auf die Schmerztherapie nicht explizit eingegangen, da sie im nachfolgenden Kapitel dargestellt wird.
2. Außerdem wird die Umsetzung eines Schmerzmanagements für demenziell erkrankte Menschen auf der Grundlage des ECPA-Bogens vorgestellt. Um die Umsetzung nachzuvollziehen, ist es wichtig, dass sich die Pflegekräfte im Vorfeld mit dem Expertenstandard »Schmerzmanagement in der Pflege« vom DNQP (2005) intensiv auseinandergesetzt haben. In diesem Kapitel werden konkrete Instrumente für die Arbeit in den Qualitätszirkeln zur Verfügung gestellt.

5.1 Umsetzung des Expertenstandards »Schmerzmanagement in der Pflege«

Basierend auf der Erkenntnis, dass Schmerzen das physische, psychische und soziale Wohlbefinden und somit die Lebensqualität des Betroffenen und seiner Angehörigen beeinflussen, wurde der Expertenstandard vom DNQP (2005, S. 22) entwickelt, um einen pflegerischen Beitrag zum Schmerzmanagement zu beschreiben.

Ziel des Expertenstandards

Das Ziel des Expertenstandards ist es, die Schmerzwahrnehmung der Pflegefachkräfte zu verbessern und die Zeit zwischen dem Auftreten von Schmerzen und deren Linderung zu verkürzen.

Betroffene mit nicht tumorbedingten chronischen Schmerzen wurden im Expertenstandard als Zielgruppe explizit nicht berücksichtigt, da die Standardaussagen wegen der Unterschiede im Schmerzmanagement zu allgemein geworden wären. Wesentliche Elemente aus dem Expertenstandard können einer Umsetzung des Schmerzmanage-ments in die stationäre Altenpflege trotzdem dienlich sein, wenn dabei berücksichtigt wird, dass die älteren Menschen ansonsten ein sehr individuelles, nicht objektiviertes bzw. gar kein Schmerzmanagement erfahren.

Eine wesentliche Voraussetzung für die Umsetzung des Schmerzmanagements ist die interdisziplinäre und interprofessionelle Zusammenarbeit im Team und mit anderen Berufsgruppen. Des Weiteren müssen eine personelle Kontinuität in der pflegerischen Betreuung sowie eine gute Kooperation mit den behandelnden Ärzten vorhanden sein. Insbesondere im Rahmen der palliativen Begleitung ist es ein wesentlicher Vorteil, wenn die Einrichtung eng mit Palliativmedizinern, Schmerztherapeuten sowie Geriatern zusammenarbeiten kann. In diesen Fachgebieten bringen die Mediziner ein größeres Verständnis für die Notwendigkeit einer fundierten, altersgerechten Schmerztherapie auf und unterstützen die Pflegekräfte dabei, Schmerzlinderung für hochbetagte, multimorbide und zum Teil demenziell erkrankte Menschen zu erreichen. Gleichzeitig berücksichtigen sie die individuelle Situation des Betroffenen und setzen sehr sensibel eine individuelle Schmerztherapie und elementare Prophylaxe der Nebenwirkungen um.

Für die Umsetzung des Schmerzmanagements setzt das DNQP (2005, S. 23–24) Aus-, Fort- und Weiterbildungen für Pflegekräfte voraus. Außerdem bedarf es interner und externer Verfahrensregelungen zwischen den Berufsgruppen und den verschiedenen Einrichtungen sowie einer interdisziplinären Kooperation, die die Vorgehensweisen und Zuständigkeiten im Rahmen des Schmerzmanagements beschreibt.

Die Umsetzung des Schmerzmanagements beinhaltet eine anspruchsvolle Herangehensweise, die kontinuierlich optimiert werden muss. Auch wenn es schwierig erscheint, ist die Umsetzung möglich und bietet, wenn sie interdisziplinär gestaltet wird, eine wesentliche Grundlage für die Umsetzung der Palliativversorgung in der stationären Altenpflege. Die Kooperationen, die für eine Umsetzung des Schmerzmanagements aufgebaut werden, lassen sich für weitere wesentliche Elemente der professionellen palliativen Versorgung ebenfalls fruchtbar nutzen.

5.2 Projektverlauf anhand der stationsgebundenen Qualitätssicherung

Im Expertenstandard (DNQP 2005, S. 123) wird ein Projektzeitraum von ca. sechs Monaten empfohlen. Die Umsetzung des Projekts wird durch die Methode der dezentralen stationsgebundenen Qualitätssicherung unterstützt. Diese ist bereits im Expertenstandard Dekubitusprophylaxe in der Pflege (DNQP 2004, S. 127) beschrieben worden. Die vier Umsetzungsschritte des Projekts beziehen sich bei dieser Methode auf den Qualitätszyklus.

Bei der dezentralen Qualitätssicherung verwirklichen die Mitarbeiter eines Altenpflegeheims die Planung und Durchführung des Qualitätssicherungsprozesses selbstständig und in eigener Verantwortung mit Unterstützung eines Projektverantwortlichen. Zur Lösung eines Problems werden Standards und Kriterien aufgestellt. Vor deren Hintergrund wird ein interner Soll-Ist-Vergleich durchgeführt, um daraufhin Verbesserungsmaßnahmen einzuleiten. Dies geschieht häufig in Qualitätszirkeln unter der Leitung eines einrichtungsinternen Qualitätsbeauftragten. Der vorgestellte Projektverlauf wirkt auf den ersten Blick sehr aufwendig, muss aber nicht in allen Schritten so übernommen werden. Er kann aber als Hilfestellung dienen, wenn ein fundiertes Schmerzmanagement umgesetzt werden soll, mit dem sich die Mitarbeiter auch identifizieren können. Die Pflegefachkräfte sind bei der Anwendung dieser Methode in den gesamten Evaluationsprozess eingebunden.

Die Implementierung des Schmerzmanagements ist an den Expertenstandard (DNQP 2005, S. 123) angepasst und in vier Phasen eingeteilt (vgl. Abbildung 13).

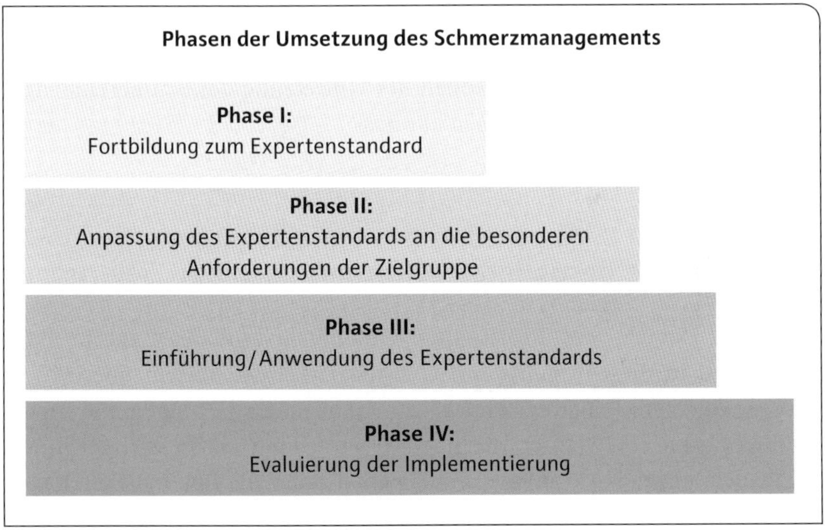

Abb. 13: Phasen des Umsetzungsprozesses.

5.2.1 Phase 1: Fortbildung zum Expertenstandard

Zu Beginn des Projekts sowie zu Beginn der Einführung des konkreten Schmerzmanagements sollten im Rahmen einer Kick-off-Veranstaltung alle Mitarbeiter aus der Pflege, die Führungskräfte sowie interessierte Angehörige anderer Berufsgruppen, insbesondere der Medizin, über die Intention und den Projektverlauf informiert werden.

Durch gezielte Fortbildungsveranstaltungen für die Pflegekräfte, möglicherweise in adaptierter Form auch für die Pflegemitarbeiter und Präsenzkräfte, werden alle Beteiligten zu den theoretischen Grundlagen des Schmerzes, dem individuellen Schmerzerleben sowie den Voraussetzungen für ein fundiertes Schmerzmanagement (inklusive Assessment und Therapie) geschult. Je nach personalen Ressourcen können die Fortbildungsveranstaltungen in kurzen Zeiteinheiten oder als Tagesveranstaltung angeboten werden. Bereits in der Fortbildungsphase sollten interessierte und geeignete Pflegekräfte einen Qualitätszirkel unter der Leitung des Qualitätsbeauftragten der Einrichtung, bzw. anderer geeigneter Personen, die Kenntnisse in der Moderation von Qualitätszirkeln haben, bilden. In vielen Einrichtungen besteht vor der Implementierung des Schmerzmanagements bereits ein Qualitätszirkel, der sich im Rahmen der Umsetzung des Schmerzmanagements dieser Thematik annehmen kann.

5.2.2 Phase 2: Anpassung des Expertenstandards an die besonderen Anforderungen der Zielgruppe

Unter der Vorgabe des angestrebten Qualitätsniveaus des Expertenstandards wird in diesem Schritt im Qualitätszirkel gemeinsam überlegt, in welcher Form der Expertenstandard im Hinblick auf die älteren, multimorbide erkrankten Bewohner, die überwiegend unter chronischen Schmerzen leiden, angepasst werden kann. Hierbei muss im Qualitätszirkel auch berücksichtigt werden, inwieweit Arbeitsabläufe und Kooperationen mit anderen Einrichtungen und Berufsgruppen die qualifizierte Umsetzung des Schmerzmanagements beeinflussen können.

Zum Beispiel wird es für die Pflegekraft im Nachtdienst schwierig sein, bei einer ermittelten Schmerzintensität von mehr als 3 / 10 sofort eine Adaption der Schmerztherapie durch den behandelnden Arzt zu erwirken. Auch müssen die Besonderheiten des Schmerzmanagements bei chronischen Schmerzen berücksichtigt werden, sodass eine Schmerzlinderung nicht immer innerhalb weniger Stunden zu erreichen ist. Daher wäre es ausgesprochen hilfreich, wenn dem Qualitätszirkel ein Palliativmediziner, ein Schmerztherapeut oder ein Geriater als Berater zur Verfügung steht. So könnte die einrichtungsbezogene Standardentwicklung an das Qualitätsniveau des Expertenstandards angepasst und die spezifischen Zielgruppen in der stationären Altenpflege berücksichtigt werden.

5.2.3 Phase 3: Einführung und Anwendung des Expertenstandards

Zu Beginn der Standardeinführung sollte eine zweite Kick-off-Veranstaltung angeboten werden, um allen Beteiligten zu signalisieren, dass das Projekt in die Erprobungsphase geht. Für die Erprobung der Handlungsschritte aus dem Expertenstandard empfiehlt das DNQP (2005, S. 123), dass die Pflegefachkräfte Gelegenheit zu angeleiteter und supervidierter Erprobung der im Qualitätszirkel entwickelten und dem Expertenstandard angepassten Handlungsschritte bekommen. Für den Umsetzungsprozess wird eine kontinuierliche Begleitung empfohlen, die für Fragen und Feedback zur Verfügung steht.

Gute Erfahrungen habe ich auch damit gemacht, dass die Pflegekräfte im Anschluss an die Fortbildung die einzelnen Handlungsschritte ausprobierten und in einer Seminarveranstaltung gemeinsam reflektierten. Dies geschah in Form von geleiteten Praxisaufträgen.

Die Erprobung der Umsetzung des Schmerzmanagements muss mit viel Aufmerksamkeit für den Anleitungsbedarf und die Akzeptanz der Pflegekräfte vor Ort durchgeführt werden. Entscheidend ist an dieser Stelle auch, dass die Pflegedienstleitung der Einrichtung hinter dem Projekt steht und die Notwendigkeit eines fundierten Schmerzmanagements an die Pflegekräfte vermitteln kann.

Im Expertenstandard des DNQP (2005, S. 123) werden ausreichend personelle Ressourcen für die individuelle Anleitung sowie zeitliche Freiräume für das Ausprobieren der innovativen Elemente eines Expertenstandards gefordert. Aufgrund der strukturellen Voraussetzungen in der stationären Altenpflege wird diese Forderung viel Kreativität von den Führungskräften erfordern, die durch eine gute Begleitung der Pflegefachkräfte aber auch gewährleistet werden kann.

5.2.4 Phase 4: Evaluierung der Implementierung

Damit die Pflegekräfte sich in ihrem Handeln nicht kontrolliert fühlen, sollten bei Beginn des Projekts alle Beteiligten detaillierte Informationen über den Projektverlauf, das Ziel, den zeitlichen Verlauf und die einzelnen Instrumente des Projektmanagements erhalten. Zur Evaluierung der Implementierung gehört es, dass ein Nachweis über die Teilnahme an den Fortbildungsveranstaltungen erbracht wird und diese von den Teilnehmern evaluiert werden. Des Weiteren sollten die Sitzungen des Qualitätszirkels protokolliert werden.

Die Projektbegleitung dokumentiert die Inhalte der Anleitungen und Supervisionen zum Schmerzmanagement, insbesondere aber auch die auftretenden Schwierigkeiten in der Umsetzung des Schmerzmanagements. Nur so kann sie diese in die Qualitätszirkelsitzungen für die gemeinsame Diskussion und Optimierung einbringen. Ein hilfreiches Instrument zur Überprüfung der Umsetzung des Schmerzmanagements ist die Pflegevisite. Hier besteht noch einmal die Gelegenheit, im Gespräch mit der Pflegefachkraft und aus der Dokumentenanalyse herauszuarbeiten, in welcher Form und Qualität das Schmerzmanagement umgesetzt werden konnte, bzw. in welchen Bereichen es noch Schwierigkeiten in der Umsetzung gibt, die individuelle, aber auch strukturelle Ursachen haben können. Die Erkenntnisse aus der Pflegevisite können dann noch mal im Qualitätszirkel aufgegriffen und gemeinsam besprochen werden.

5.3 Erforderliche Assessmentinstrumente für die Umsetzung des Expertenstandards

Um vom Bewohner objektive Informationen über die erlebten Schmerzen zu erfahren, müssen diese anhand eines objektiven Schmerz-Assessment-Instruments erfasst werden. Der zuverlässigste Messwert für den Schmerz und das Leid, das ein Betroffener erfährt, sind seine eigenen Angaben. Entscheidend ist, dass die Schmerzerfassung anhand spezifischer Instrumente gemessen und dokumentiert wird. Als wesentliche Instrumente sollten hierfür zum einen die Schmerz-Ersteinschätzung, die Schmerzintensitätsmessung und das Schmerzprotokoll hinzugezogen werden.

5.3.1 Schmerz-Ersteinschätzung

Als meist genutzter Schmerz-Ersteinschätzungsbogen wird in der klinischen Praxis der McGill-Pain-Questionnaire hinzugezogen, der in vollständiger Form im Expertenstandard des DNQP (2005) dargestellt ist.

Ein weiteres Schmerz-Ersteinschätzungsinstrument mit dem Titel »Strukturiertes Schmerzinterview für geriatrische Patienten« veröffentlichte der Interdisziplinäre Arbeitskreis Schmerz im Alter der Deutschen Gesellschaft zum Studium des Schmerzes[15]. Im Rahmen dieses Schmerzinterviews wird eine Selbsteinschätzung durch den Betroffenen und zusätzlich eine Fremdanamnese erhoben.

Im Qualitätszirkel sollte in der Projektphase 2 (vgl. Kapitel 5.2.2) gemeinsam festgelegt werden, zu welchem Zeitpunkt der Ersteinschätzungsbogen eingesetzt wird: z.B. im Erstgespräch nach der Heimaufnahme oder erst innerhalb der ersten Woche, bzw. bei dem Verdacht, dass ein Bewohner unter Schmerzen leidet. In vielen Fällen erzählen die Bewohner nicht gleich beim Heimeinzug, dass sie unter Schmerzen leiden. Hier stellt sich auch die Frage, bei welchen Bewohnern die Schmerz-Ersteinschätzung grundsätzlich durchgeführt werden sollte. Hilfreiche Informationen erhält die (Bezugs-) Pflegefachkraft im Gespräch mit dem Bewohner, aus der pflegerischen Anamnese, anhand der vorliegenden Diagnosen bzw. des Arztbriefs, der gezielten Beobachtung bei pflegerischen Tätigkeiten sowie aus den Übergabegesprächen. Wenn ein Pflegebedürftiger bereits mit einer Schmerzmedikation einzieht, sollte auf jeden Fall durch die Pflegefachkraft eine Schmerz-Ersteinschätzung erfolgen. Der Schmerz-Ersteinschätzungsbogen muss nur einmalig ausgefüllt werden.

---

15 www.dgss.org, ges. Juli 2008

5.3.2 Skalen zur Messung der Schmerzintensität

Die Schmerzintensität gilt als das wesentlichste Kriterium im Rahmen der Schmerzeinschätzung und macht einen Großteil des durch Schmerzen verursachten Leids aus. Diese Dimension dient, obschon sie den Schmerz nur reduziert wiedergibt, als maßgeblicher Ansatzpunkt zur Ermittlung des medikamentösen und nichtmedikamentösen Therapiebedarfs sowie zur Beurteilung des Therapieerfolges. Nachfolgend werden die wichtigsten Skalen dargestellt (Schwermann & Münch 2007, S. 22 – 23).

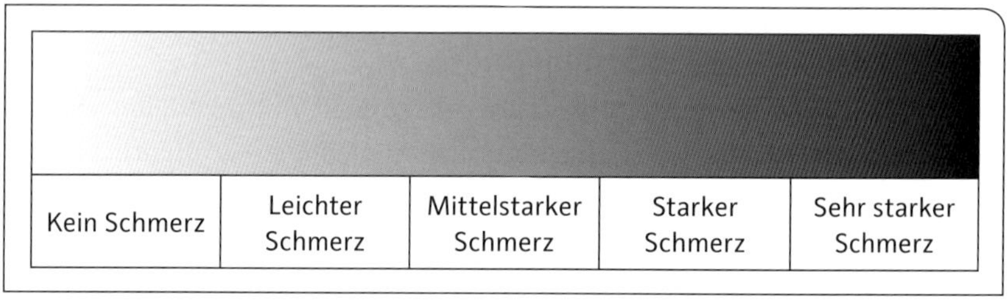

Abb. 14: Verbale Ratingskala (NRS).

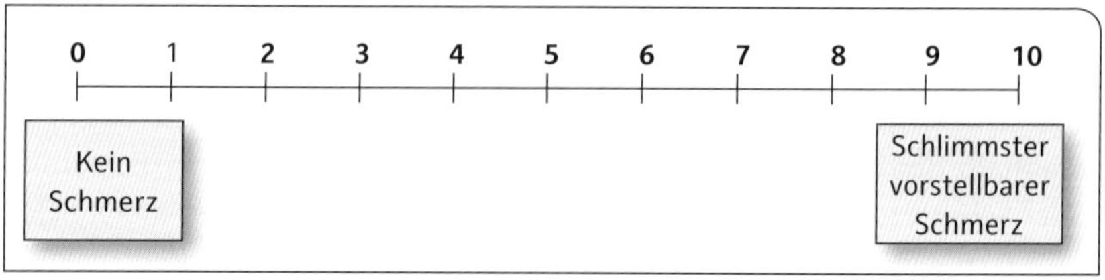

Abb. 15: Numerische Ratingskala (NRS).

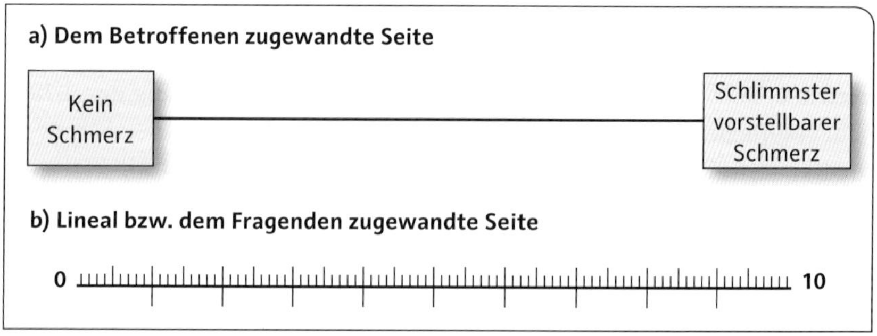

Abb. 16: Visuelle Ratingskala (VRS).

5.3.3 Auswahl der Schmerzintensitätsskala

Im Grunde können alle aufgeführten Schmerzintensitätsskalen auch bei älteren Menschen eingesetzt werden. Insbesondere werden bei älteren Menschen, die verbal kommunizieren können, die numerischen Skalen, Gesichter Ratingskalen und verbalen Ratingskalen zur Selbsteinschätzung genutzt. Es gibt aber auch Erkenntnisse darüber, dass Numerische Skalen teilweise zu komplex für ältere Menschen sind (Basler et al. 2001, S. 169–170).

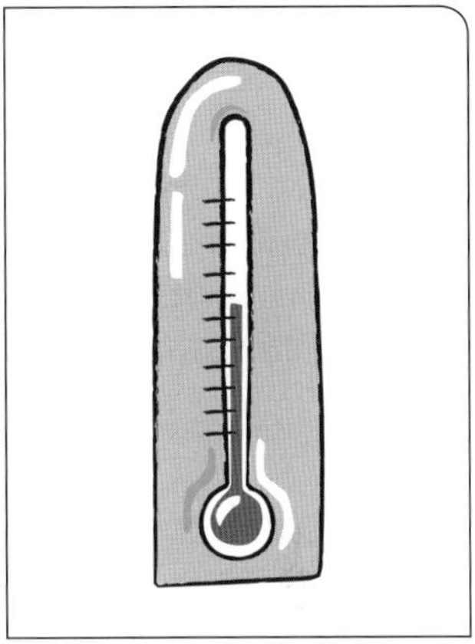

Abb. 17: Schmerzthermometer.

Die Verbale Ratingskala (VRS) und das Schmerzthermometer (vgl. Abbildung 17) als vertikale Form der VRS werden bevorzugt empfohlen und eingesetzt. Zudem wird auf die alternative Nutzung einer Gesichter-Ratingskala (vgl. Abbildung 18) verwiesen, die eher von den Menschen verstanden wird, die Schwierigkeiten mit einer verbalen oder numerischen Skala haben. Der Expertenstandard (DNQP 2005, S. 64) führt aus, dass ältere Menschen häufig besser mit einer verbalen Skala umgehen können, da diese nicht so abstrakt ist wie die numerischen oder visuellen Skalen.

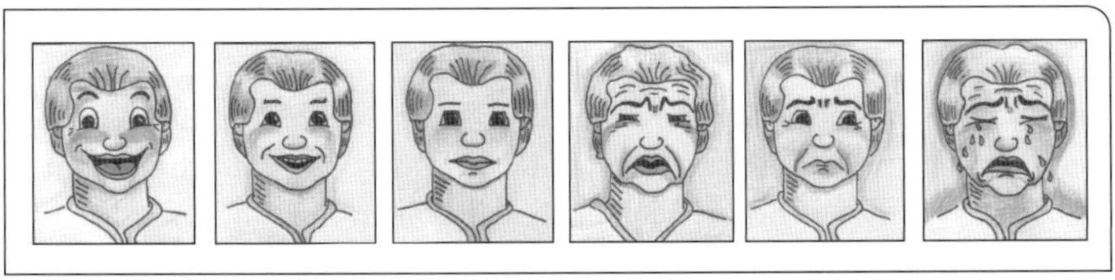

Abb. 18: Gesichter-Ratingskala (GRS).

Ist eine Skala ausgewählt, so sollte stets das gleiche Instrument für denselben Bewohner genutzt und dieses dann auch dokumentiert werden. Jede Schmerzmessung muss mit der Erklärung eingeleitet werden, dass es um die Messung der aktuellen und subjektiv erlebten Schmerzen geht, da der Bewohner ansonsten unter Umständen seine gesamte Befindlichkeit – wie gut oder wie schlecht es ihm gerade geht – anhand der Schmerzintensitätsskala darstellen könnte. Das verfälscht die Messung.

Die Schmerzintensitätsskalen sind im Expertenstandard vom DNQP (2005, Anlage C) für die Nutzung auch in diversen Sprachen aufgeführt. Des Weiteren können die Instrumente beim Apotheker, der mit dem Haus zusammenarbeitet, häufig auch bestellt werden.

5.3.4 Schmerzprotokoll

Die Erfassung der vom Bewohner erfahrenen Schmerzintensität sowie der dadurch hervorgerufenen Beeinträchtigungen der Alltagsaktivitäten, aber auch die Wirkung auf eine Schmerztherapie bzw. möglicherweise auftretender Nebenwirkungen muss regelmäßig erfasst und dokumentiert werden. In vielen Dokumentationssystemen ist bereits ein Schmerzverlaufsprotokoll fest verankert, das genutzt werden kann.

Ansonsten sollte das Schmerzprotokoll folgende Inhalte enthalten, die täglich ermittelt werden:

- Datum und Uhrzeit der Messung
- Schmerzintensität (genutzte Skala)
- Nebenwirkungen (Obstipation, Übelkeit, Erbrechen, Schläfrigkeit)
- Wohlbefinden des Bewohners
- evtl. verabreichte Bedarfsmedikation

Im Qualitätszirkel muss gemeinsam überlegt werden, wie häufig am Tag und wie lange bzw. in welchen Abständen routinemäßig ein Schmerzprotokoll von der Pflegefachkraft geführt werden soll. Wenn ein Bewohner eine fundierte und wirksame, nebenwirkungsarme Schmerztherapie erhält, die ihm über längere Zeit Schmerzlinderung ermöglicht, ist es nicht erforderlich, dass mehrmals täglich die Schmerzintensität gemessen wird.

Protokoll und Therapie

Wichtig ist, dass die Bewohner nur im Rahmen des Schmerzprotokolls nach der erfahrenen Schmerzintensität und potenziell auftretenden Nebenwirkungen befragt werden, wenn dann auch eine Schmerztherapie durch den Haus- oder Facharzt umgesetzt wird. Ansonsten fühlt sich der Bewohner nicht ernst genommen und ein folgendes Assessment würde sehr schwierig werden.

5.3.5 Faktoren, die das Schmerzassessment beeinträchtigen

Die Effektivität des Schmerzassessments ist stark geprägt durch zwei Faktoren:

1. Zunächst durch die Pflegekräfte und
2. durch die Pflegebedürftigen selber.

Pflegekräfte, die objektiv das Schmerzerleben der Betroffenen erfassen, müssen wissen, dass ihre eigenen Wertvorstellungen und Wahrnehmungen die Evaluation der Schmerzreaktion des Gegenübers beeinflussen können. Wenn Pflegekräfte hinsichtlich des Schmerzmanagements falsche Vorstellungen oder Ängste haben, müssen diese in den Schulungen angesprochen und bearbeitet werden. Insbesondere Pflegebedürftige, die häufig die Aufmerksamkeit der Pflegekräfte in Anspruch nehmen oder viel klagen bzw. kontinuierlich über Schmerzen berichten, werden schnell so behandelt, als ob sie »nur Aufmerksamkeit« wollen, unter »Lebensschmerz« leiden und demnach auch keine eigentlichen Schmerzen hätten.

Hier ist es dringend erforderlich, diese individuellen Vorstellungen in Schulungen zu besprechen, damit ein professionellerer Zugang zum Schmerzerleben des Einzelnen aufgebaut werden kann. Einen starken Einfluss auf die Wahrnehmung von Schmerzen beim Gegenüber nehmen auch die biografischen, kulturellen und individuellen Schmerzerfahrungen und -verarbeitungen der Pflegekräfte.

Schmerzen ernst nehmen

Das objektive Schmerzassessment muss dadurch geprägt sein, dass die Schmerzen eines anderen Menschen vorurteilslos und unvoreingenommen erfasst werden. Ein wesentlicher Grundsatz im Umgang mit älteren Menschen lautet nach Heinrich (1999, S. 37): »Glauben Sie dem Patienten, wenn er über Schmerzen klagt. Wenn der Verdacht besteht, dass Schmerzen bagatellisiert werden, empfiehlt sich die Befragung der Angehörigen.«

Beim Pflegebedürftigen wird die Schmerzwahrnehmung ebenfalls sehr individuell durch das Alter, das Geschlecht, frühere Schmerzerfahrungen und den kulturellen Hintergrund beeinflusst. Ein wesentlicher Grund für die Unterversorgung älterer Menschen mit einer Schmerztherapie liegt darin, dass das Auftreten von Schmerzen im Alter von den Betroffenen selber, aber auch von den Angehörigen, den Medizinern und Pflegekräften häufig als ein »normales Begleitsymptom des Alterungsprozesses« wahrgenommen wird. Im Expertenstandard des DNQP (2005, S. 63) wird auf eine Studie verwiesen, in der ermittelt wurde, dass zwischen 49 % und 83 % der befragten älteren Menschen unter Schmerzen leiden.

Alter und Schmerz

Im fortgeschrittenen Alter leiden die Betroffenen zunehmend unter Erkrankungen, die mit Schmerzen einhergehen. Hierzu gehören überwiegend degenerative Erkrankungen des Bewegungsapparates, Schmerzen durch Gefäßkrankheiten, neuropathische Schmerzen, aber auch Schmerzen als Ausdruck depressiver Erkrankungen sowie durch Krebs. Die Schmerzeinschätzung und die Behandlung werden zusätzlich dadurch beeinflusst, dass mit zunehmendem Alter auch die Diagnosen (Multimorbidität) zunehmen.

Menschen mit Schmerzen versuchen in einigen Fällen, diese herunterzuspielen. Die Gründe hierfür sind unterschiedlich: Vielleicht haben sie Sorge, dass die Schmerzen Ausdruck einer schweren Erkrankung sind; manche befürchten aufwändige Diagnoseverfahren; einige möchten auf keinen Fall die Familie oder das Pflegepersonal belästigen; für andere sind die Schmerzen aufgrund ihrer Chronizität Alltag geworden; für einige wären die Äußerungen von Schmerzen ein Zeichen für die eigene Schwäche.

Aufgrund mangelnder Kenntnisse um das Schmerzmanagement bzw. aufgrund schlechter Erfahrungen mit Schmerztherapien hegen einige Betroffene auch die Sorge vor Nebenwirkungen der Medikamente oder die Abhängigkeit von Medikamenten.

Carr & Mann (2002, S. 58) verdeutlichen, dass bei Menschen, die seit Jahren unter chronischen Schmerzen leiden, ein »offensichtliches« Schmerzverhalten wie Grimassieren oder Stirnrunzeln fehlt und aus diesem Grunde die Fremdeinschätzung durch die Pflegekräfte erheblich eingeschränkt sein kann.

Im Hinblick auf die objektive Schmerzerfassung wird im Expertenstandard des DNQP (2005, S. 64) auch empfohlen, das Schmerzerleben der Betroffenen durch verwandte Begriffe zu ermitteln. Mögliche Fragen hierzu wären:

- »Tut es Ihnen irgendwo weh?«
- »Ist Ihnen nicht wohl?«
- »Quält Sie irgendetwas?«
- »Drückt es Sie irgendwo?«

Für die Beantwortung der Fragen muss den Betroffenen ausreichend Zeit gegeben werden. Häufig thematisieren die älteren Menschen eher die Folgen der Schmerzen, wie z. B. Schlafstörungen, Appetitlosigkeit oder Beeinträchtigungen von Alltagssituationen. Im Expertenstandard des DNQP (2005, S. 64) wird auch erläutert, dass besondere Aufmerksamkeit geboten ist, wenn mögliche Folgen von Schmerzen benannt, Schmerzen aber gleichzeitig verneint werden.

Selbsteinschätzung vor Fremdeinschätzung

Die Selbsteinschätzung des Betroffenen steht vor der Fremdeinschätzung. Vor jeder Pflegesituation sollte die Schmerzsituation erfragt werden.

5.4 Prozessablauf

Im Folgenden wird eine mögliche Umsetzung des Schmerzmanagements in der stationären Altenpflege anhand eines Prozessablaufs vorgestellt. Im Rahmen dieses Prozessablaufs ist die Anleitung und Beratung der Bewohner und ihrer Angehörigen noch nicht dokumentiert. Es ist im Arbeitsalltag häufig sehr schwierig, die Betroffenen in einem gezielten Anleitungs- und Beratungsgespräch im Hinblick auf die selbstständige Erfassung der Schmerzen anzuleiten bzw. zu beraten.

5.4.1 Umsetzung eines Schmerzassessments für demenziell erkrankte, kommunikationseingeschränkte Menschen

Studienergebnisse lassen vermuten, dass demenziell erkrankte Menschen nicht ausreichend mit Schmerzmedikamenten versorgt werden. Im alltäglichen Umgang mit demenziell erkrankten Menschen beschreiben Pflegekräfte und pflegende Angehörige, dass es sehr schwer ist, Schmerzen zu ermitteln.

Die Unfähigkeit, Schmerzen zu äußern

Demenziell erkrankte Menschen sind nicht mehr in der Lage, sich adäquat zu ihren Schmerzen zu äußern. Die kognitiven Einbußen führen zu einer fehlenden Schmerzerinnerung, einer mangelnden Fähigkeit der Schmerzkommunikation sowie einer veränderten Schmerzverarbeitung und der Unfähigkeit, Schmerzen zu lokalisieren und zu zeigen.

Kunz (2006, S. 235) dokumentiert, dass abnorme Körperhaltungen beobachtet werden, die aber nicht unbedingt einer Schonhaltung bei Schmerzen entsprechen. Demenziell erkrankte Menschen sind aber auch nicht mehr in der Lage, die üblichen Schmerzintensitätsinstrumente zu verstehen. Sie können selber auch keinen Zusammenhang zwischen Aktivitäten und Schmerzen mehr verstehen. In vielen Fällen werden bei einer Verhaltensauffälligkeit demenziell erkrankter Menschen, z. B. in Form von starker

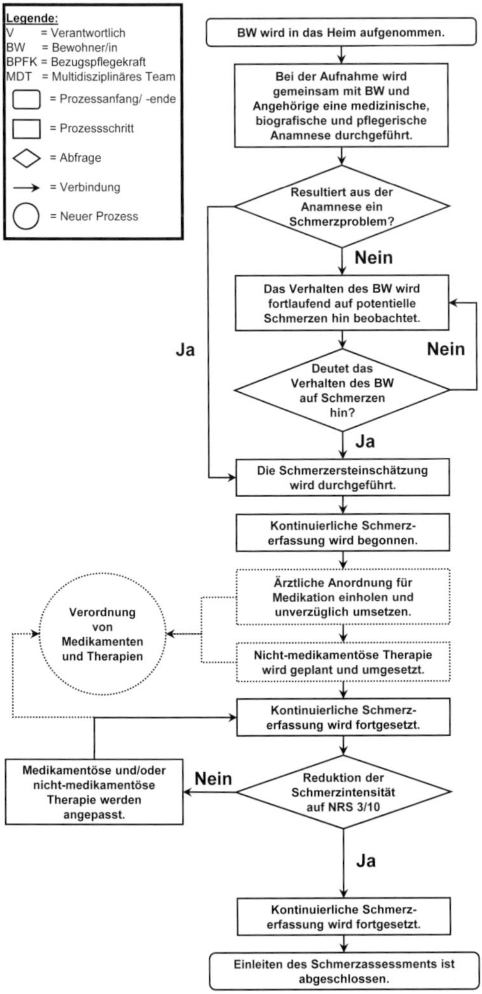

V	Dokumente	Bemerkung
BPFK	• Biografische Anamnese • Pflegerische Anamnese • Medizinische Anamnese • Medizinischer Bericht • Evtl. Überleitungsbogen	
BPFK	• Beobachten des Verhaltens des BW und Dokumentation von Veränderungen in den AEDLs/ Pflegeplanung • Pflegerbericht	• Die Beobachtung ist integraler Bestandteil der täglichen Pflege und Betreuung des BW. • Weitere Empfehlung: • schmerzassoziierte medizinische Indikationen und Ereignisse (z.B. Frakturen, Operationen, Wunden etc.) beachten
BPFK	• Schmerzersteinschätzung • Schmerzprotokoll • Pflegedokumentation	• Durchführung erfolgt am gleichen Tag wie Schmerzersteinschätzung, spätestens jedoch am Folgetag.
BPFK/ Hausarzt	• Kommunikation (-sblatt) mit dem Arzt • Anordnungsblatt für Medikamente • Pflegeanamnese, Pflegeplanung, Pflegebericht	
MDT	• Besprechung im MDT, Optimierung der (nicht-) medikamentösen Therapie, bei Bedarf	• Das MDT setzt sich aus Pflegekräften des Wohnbereichs, Haus-, bzw. Facharzt, Physiotherapeuten etc. zusammen.
BPFK	• • Schmerzprotokoll • Pflegedokumentation	• Tägliche Einschätzung der Schmerzintensität und potentiell auftretender NW der Analgetika
MDT	• Ergebnisse der (nicht-) medikamentösen Schmerztherapie werden anhand des Schmerzprotokolls und weiterer Beobachtungen und Dokumentationen besprochen	• Im Falle von wiederholtem »Nein« müssen weitere Ursachen in Betracht gezogen werden.
BPFK	• Schmerzprotokoll • Pflegedokumentation	• Messung der Schmerzintensität und potentiell auftretender NW 1 x pro Woche • Ziel: Überprüfung des Therapieerfolges des/ Schmerzmanagements • Evtl. Therapie nochmals verändern.

Abb. 19a – c: Prozessablauf im Schmerzmanagement.

Unruhe, Jammern, Weinen, verändertem Schlafrhythmus, Appetitlosigkeit, Nahrungsverweigerung oder auch aggressivem Verhalten, eher Psychopharmaka als eine adäquate Schmerztherapie eingesetzt.

Kunz (2006, S. 235) stellt dar, dass in vielen Fällen Demenzerkrankungen älterer Menschen nicht erkannt und diagnostiziert werden. Das hat zur Folge, dass die Betroffenen im Hinblick auf das Symptommanagement und insbesondere im Hinblick auf die Schmerztherapie unterversorgt werden.

Ist die Kommunikation mit demenziell erkrankten Menschen im Hinblick auf ihr Schmerzerleben eingeschränkt, bedarf es einer objektiven, sehr sensiblen und gezielten Beobachtungsgabe, um durch eine Verhaltensauffälligkeit des betroffenen Menschen einen Rückschluss auf vorhandene Schmerzen ziehen zu können. Aus der Verarbeitung von Schmerzen entsteht ein sogenanntes Schmerzverhalten, zu dem verbale und nonverbale Mitteilungen, Körperhaltungen und Gesten sowie Funktionseinschränkungen und Behinderungen gehören.

Sofern eine adäquate Kommunikation noch möglich ist, kann der aktuelle Schmerz mit Schmerzintensitätsskalen gemessen werden. Bei fortgeschrittener Demenz ist die Messung der Schmerzintensität am ehesten anhand der VRS (vgl. Abbildung 14) durchführbar.

Der Expertenstandard des DNQP (2005, S. 68 ff.) nennt wesentliche Faktoren für die Umsetzung des Schmerzassessments bei demenziell erkrankten Menschen:

- Betreuungskonstanz
- Teamarbeit
- Zusammenarbeit mit anderen für die Schmerztherapie wichtigen Berufsgruppen

Indikatoren für Schmerz

Der Expertenstandard (DNQP 2005, S. 69 ff.) enthält eine Indikatorenliste, in der wahrnehmbare Anzeichen für Schmerz bei demenziell erkrankten Menschen aufgeführt sind. Zu diesen Indikatoren gehören lautsprachliche (verbale, nur vokal), mimische, verhaltensbedingte Indikatoren, Veränderung des typischen Verhaltens und/oder Stimmungsveränderungen und physische Indikatoren.

Nach Kunz (2006, S. 236) werden insbesondere Verhaltensänderungen wie Schreien, veränderte Mimik und Körperhaltung, Abwehr von Pflegehandlungen und Mobilisation, eingeschränkte Mobilität und Aktivitäten, Apathie, Unruhe oder Aggressivität selten als Schmerzfolge erkannt. Daher werden sie häufig fälschlicherweise mit Psychopharmaka statt mit Analgetika behandelt.

Im Rahmen des Schmerzassessments für demenziell erkrankte Menschen ist es dringend erforderlich, die Pflegekräfte für die Fremdbeobachtung zu schulen, bevor ein Schmerzerfassungsinstrument für diese Zielgruppe eingesetzt wird. Ein wesentliches Augenmerk sollte dabei auf die Förderung der Beobachtungskompetenz gelegt werden. Nur so werden den Pflegekräften die Zusammenhänge zwischen verschiedenen Verhaltensänderungen und Schmerzerleben bei demenziell erkrankten Menschen bewusst. Schwermann & Münch (2007, S. 94 ff.) legen bei der Einführung eines Schmerzassessments einen besonderen Stellenwert auf die »Sensibilisierung der Pflegekräfte« für ein systematisches Schmerzassessment für die Zielgruppe.

Sie stellten im Rahmen einer Dokumentenanalyse in einer Altenpflegeeinrichtung Folgendes fest: Pflegekräfte praktizierten selten das Verfahren zur Schmerztherapie-Bedarfsermittlung und Erfolgskontrolle. Daher wurde der Schmerzverlauf häufig nur lückenhaft dokumentiert. Die Pflegekräfte verließen sich stattdessen häufig auf ihre eigene Einschätzung der Schmerzsituation anhand von Beobachtungen des Verhaltens oder Ausdrucks. Dabei wurden Verhaltensbeobachtungen eher intuitiv durchgeführt, nicht ausreichend dokumentiert und nur sehr individuell an die Mediziner weitergegeben.

Im Rahmen dieses Kapitels wird schwerpunktmäßig das Schmerzassessment auf der Grundlage des ECPA-Bogens (Echelle comportementale de la douleur pour personnes agees non communicantes von Morello, Jean, Alix, Groupe Regates, 2002, deutsche Version von Kunz) dargestellt.

An dieser Stelle sei noch darauf verwiesen, dass der Arbeitskreis »Schmerz und Alter« der Deutschen Gesellschaft zum Studium des Schmerzes auf seiner Homepage[16] auf den BESD-Bogen (Beobachtung von Schmerzen bei Demenz) verweist. Dieses Schmerzassessment dient ebenfalls zur Beurteilung des Schmerzes bei Demenz. Es ist eine deutsche Übersetzung der PAINAD-Scale (Basler et al. 2006, S. 519 ff.) mit den Beobachtungskategorien Atmung, negative Lautäußerungen, Gesichtsausdruck, Körpersprache und Reaktion auf Tröstung.

Aufgrund der guten Praxiserfahrungen wird der ECPA-Bogen von Kunz (2006, S. 236) und Schwermann & Münch (2008) für die Einführung als Schmerzerfassungsinstrument empfohlen. Schwermann & Münch (2008, S. 38 ff.) entwickelten für die Umsetzung des Schmerzassessments für demenziell erkrankte Menschen in einem Altenpflegeheim neben dem ECPA-Bogen einen Schmerz-Ersteinschätzungsbogen sowie eine Verlaufsdokumentation, die mit freundlicher Genehmigung des Verlages an dieser Stelle abgedruckt werden darf (vgl. Abbildung 20).

16 www.dgss.org, ges. Juli 2008

Stammdaten:

Zeitraum der Einschätzungen: (Anfangsdatum – Enddatum)	Name der Bewohnerin/des Bewohners:	Geburtsdatum
Wohnbereich/Zimmernummer:	Name Bezugspflegekraft:	

Verlaufsdokumentation der Einschätzungen nach ECPA:
(erste Einschätzung nach einer Änderung der Schmerztherapie immer zusätzlich rot einkreisen)

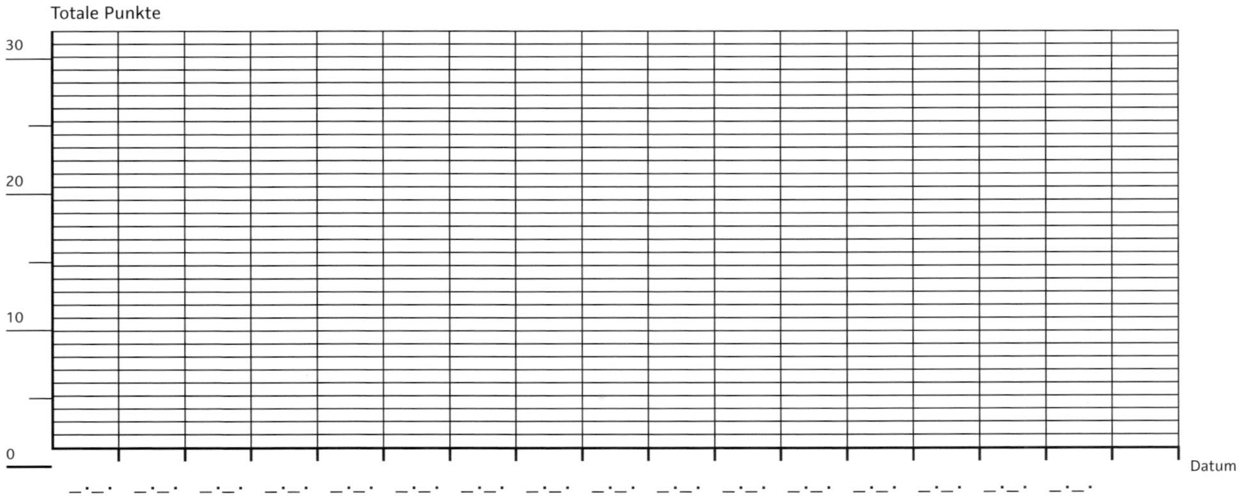

Maximaler Punktwert	
Minimaler Punktwert	
Durchschnittlicher Punktwert	

Abb. 20: Verlaufsprotokoll.

5.4.2 Umsetzung des Schmerzassessments für demenziell erkrankte Menschen

Der Projektverlauf zur Umsetzung des besonderen Schmerzassessments kann ähnlich gestaltet werden wie der Projektverlauf, der für das Schmerzmanagement dargestellt wurde. Wenn das Schmerzmanagement bereits erfolgreich in der Einrichtung umgesetzt wurde, wird der Zeitaufwand für das Schmerzassessment für demenziell erkrankte Menschen erheblich geringer.

Entscheidend ist eine fundierte Schulung der Pflegekräfte im Hinblick auf die Beobachtung verschiedener Verhaltensänderungen, die schmerzbedingte Ursachen haben können und nicht immer als demenzbedingt einzustufen sind. Des Weiteren ist im Rahmen der Schulungen eine Sensibilisierung der Pflegekräfte im Hinblick auf ein systematisches und objektives Schmerzassessment für diese Zielgruppe ebenso erforderlich wie der professionelle Umgang mit den Schmerzassessmentinstrumenten.

Im Hinblick auf die Schmerztherapie gelten dieselben Grundsätze für demenziell erkrankte Menschen wie für geriatrische Menschen. Schwermann & Münch (2008, S. 58 ff.) haben eine Schulungsreihe inklusive integrierter begleiteter Praxisphasen für die Einführung des Schmerzassessments dargestellt.

5.4.3 Schmerz-Ersteinschätzung

Der Schmerz-Ersteinschätzungsbogen gliedert sich in vier Teilbereiche mit jeweils mehreren Fragen. Dabei wird grundlegend zwischen bewohnerbezogenen Stammdaten, der Selbsteinschätzung und der Fremdeinschätzung unterschieden.

Stammdaten: (auszufüllen von der Bezugspflegekraft)		
Datum der Einschätzung:	Name der Bewohnerin/des Bewohners:	
Wohnbereich/Zimmernummer:		Geburtsdatum:
Diagnosen:	Medikation (Präparat/Dosis):	
Name Bezugspflegekraft:	Name Bezugsperson: (Person, welche die Fremdeinschätzung vornimmt) Tel.:	Name betreuender Arzt: Tel.:

Selbsteinschätzung durch die Bewohnerin/den Bewohner: (auszufüllen von der Bezugspflegekraft gemeinsam mit der Bewohnerin/dem Bewohner; falls Fragen nicht adäquat beantwortet werden, bitte vermerken)			
Leiden Sie unter Schmerzen?	O ja O nein Bemerkungen:		
Seit wann leiden Sie unter Schmerzen?			
Wo sitzt der Schmerz genau?	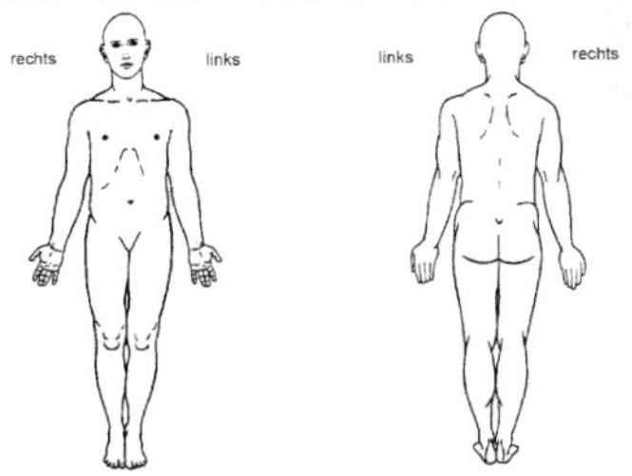		
Haben Sie immer Schmerzen?	O ja O nein Bemerkungen:		
Wie stark sind die Schmerzen ... (jeweils Stufe der Einschätzung nach GRS eintragen)	... in diesem Moment?	... wenn sie am schlimmsten sind?	... wenn sie am schwächsten sind?
Was löst die Schmerzen aus?			
Was lindert die Schmerzen?			

Abb. 21: Schmerz-Ersteinschätzungsbogen/Demenz, Seite 1.

Fremdeinschätzung durch (auszufüllen durch die Bezugspflegekraft sowie durch die Bezugsperson unter Anleitung der Bezugspflegekraft)	**die Bezugspflegekraft**	**und die Bezugsperson**
Leidet sie/er unter Schmerzen?	O ja O nein Bemerkungen:	O ja O nein Bemerkungen:
Seit wann leidet sie/er unter Schmerzen?		
Wo sitzt der Schmerz genau?	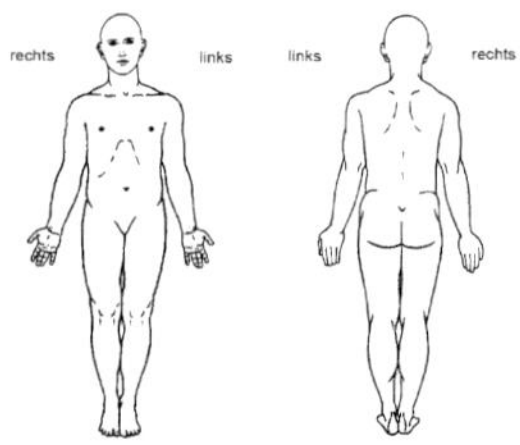	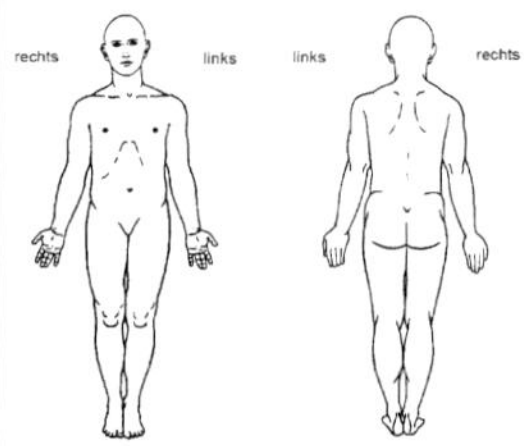
Hat sie/er immer Schmerzen?	O ja O nein Bemerkungen:	O ja O nein Bemerkungen:
Wie schätzen Sie die Intensität der Schmerzen bei ihr/ihm ein? (jeweils Stufe der Einschätzung nach GRS eintragen)	Stärkstes Schmerzmaß: Schwächstes Schmerzmaß: Bemerkungen:	Stärkstes Schmerzmaß: Schwächstes Schmerzmaß: Bemerkungen:
Was löst die Schmerzen aus?		
Was lindert die Schmerzen?		
Wie drückt sie/er die Schmerzen aus?	Verbal: Nonverbal (Blick, Mimik)	Verbal: Nonverbal (Blick, Mimik):
Nimmt sie/er eine Schonhaltung ein?	O ja O nein Bemerkungen:	O ja O nein Bemerkungen:

Abb. 21: Schmerz-Ersteinschätzungsbogen/Demenz, Seite 2.

Fremdeinschätzung durch (auszufüllen durch die Bezugspflegekraft sowie durch die Bezugsperson unter Anleitung der Bezugspflegekraft)	die Bezugspflegekraft	und die Bezugsperson
Zeigt sie/er bei der Pflege Abwehrreaktionen?	O ja O nein Bemerkungen:	O ja O nein Bemerkungen:
Zeigt sie/er bei der Mobilisation Abwehrreaktionen?	O ja O nein Bemerkungen:	O ja O nein Bemerkungen:
Wie reagiert sie/er bei der Pflege schmerzhafter Zonen?		
Äußert sie/er sich während der Pflege verbal zu den Schmerzen?		
Haben die Schmerzen bei ihr/ihm Einfluss auf die folgenden Aktivitäten? • Appetit/Essverhalten	O ja O nein Bemerkungen:	O ja O nein Bemerkungen:
• Schlaf	O ja O nein Bemerkungen:	O ja O nein Bemerkungen:
• Bewegungen	O ja O nein Bemerkungen:	O ja O nein Bemerkungen:
• Kommunikation/Kontaktfähigkeit	O ja O nein Bemerkungen:	O ja O nein Bemerkungen:
Abschließende Bemerkungen:		

Abb. 21: Schmerz-Ersteinschätzungsbogen/Demenz, Seite 3.

Die Selbsteinschätzung durch den Bewohner kann insbesondere bei fortgeschrittener Demenz sehr schwierig sein. Trotzdem sollte in jedem Fall die Selbsteinschätzung in die Schmerz-Ersteinschätzung integriert werden. Die Fremdeinschätzung erfolgt aus den Perspektiven der Bezugspflegekraft und der Bezugsperson. Auch Kunz (2006, S. 236) empfiehlt, zu Beginn des Schmerzmanagements eine fundierte Schmerzanamnese zu erheben, in der von den Angehörigen und dem Hausarzt Angaben zu früheren Schmerzepisoden und -krankheiten sowie zur Einnahme von Analgetika erfragt werden.

Das Schmerzassessment sollte grundsätzlich bei Menschen mit Demenz umgesetzt werden, die:

- sehr verhaltensauffällig sind
- bei denen Erkrankungen diagnostiziert wurden, die auf ein Schmerzerleben hinweisen
- die bereits eine Schmerztherapie erhalten
- die frühere Schmerzepisoden und -krankheiten erfahren haben

5.4.4 Dokumentation von Verhaltensauffälligkeiten anhand des ECPA-Bogens

Der ECPA-Bogen (Echelle comportementale de la doleur pour personnes agees non communicantes) wird von den Entwicklern Morello, Jean, Alix et Groupe Regates (1998, S. 26) als valides Instrument zur Einstufung des Schmerzempfindens bei kommunikationseingeschränkten (nicht komatösen) Personen beschrieben.

Datum:	Name der Bewohnerin/des Bewohners:		Geburtsdatum:	Wohnbereich/Zimmer:
Uhrzeit:	Dauer (in Minuten):	Pflegekraft:	Abweichende Medikation/Bedarfsmedikation:	

Dimension 1: Beobachtungen vor der Pflege		
ITEM 1 – Gesichtsausdruck: Blick und Mimik		Bemerkungen
0	Entspannter Gesichtsausdruck	
1	Besorgter, gespannter Blick	
2	Ab und zu Verziehen des Gesichts, Grimassen	
3	Verkrampfter und/oder ängstlicher Blick	
4	Vollständig starrer Blick/ Ausdruck	
ITEM 2 – Spontane Ruhehaltung (Suche einer Schonhaltung)		Bemerkungen
0	Keinerlei Schonhaltung	
1	Vermeidung einer bestimmten Position, Haltung	
2	Bewohner/in wählt eine Schonhaltung (aber kann sich bewegen)	
3	Bewohner/in sucht erfolglos eine schmerzfreie Schonhaltung	
4	Bewohner/in bleibt vollständig immobil (wie festgenagelt)	
ITEM 3 – Bewegungen und Mobilität (im und/oder außerhalb des Bettes)		Bemerkungen
0	Bewohner/in mobilisiert und bewegt sich wie gewohnt*	
1	Bewohner/in bewegt sich wie gewohnt*, vermeidet aber gewisse Bewegungen	
2	Seltenere/verlangsamte Bewegungen entgegen Gewohnheit*	
3	Immobilität entgegen Gewohnheit*	
4	Apathie, Niedergeschlagenheit oder starke Unruhe entgegen Gewohnheit*	
*im Vergleich zu den vorhergehenden Tagen		
ITEM 4 – Kontakt zur Umgebung (Blick, Gesten, verbal)		Bemerkungen
0	Üblicher Kontakt wie gewohnt*	
1	Herstellen von Kontakt erschwert entgegen Gewohnheit*	
2	Bewohner/in vermeidet Kontaktaufnahme entgegen Gewohnheit*	
3	Fehlen jegliches Kontaktes entgegen Gewohnheit*	
4	Totale Indifferenz entgegen Gewohnheit	
*im Vergleich zu den vorhergehenden Tagen		
Dimension 2: Beobachtungen während der Pflege		
ITEM 5 – ängstliche Erwartung bei der Pflege		Bemerkungen
0	Bewohner/in zeigt keine Angst	
1	Ängstlicher Blick, angstvoller Ausdruck	
2	Bewohner/in reagiert mit Unruhe	
3	Bewohner/in reagiert aggressiv	
4	Bewohner/in schreit, stöhnt, jammert	
ITEM 6 – Reaktionen bei der Mobilisation		Bemerkungen
0	Bewohner/in steht auf/lässt sich mobilisieren ohne spezielle Beachtung	
1	Bewohner/in hat gespannten Blick, scheint Mobilisation und Pflege zu fürchten	
2	Bewohner/in klammert mit den Händen, macht Gebärden während Mobilisation und Pflege	
3	Bewohner/in nimmt während Mobilisation/Pflege Schonhaltung ein	
4	Bewohner/in wehrt sich gegen Mobilisation oder Pflege	
ITEM 7 – Reaktionen während der Pflege schmerzhafter Zonen		Bemerkungen
0	Keinerlei negative Reaktionen während Pflege	
1	Reaktionen während Pflege, ohne Eingrenzung	
2	Reaktion beim Anfassen oder Berühren schmerzhafter Zonen	
3	Reaktion bei flüchtiger Berührung schmerzhafter Zonen	
4	Unmöglichkeit, sich schmerzhafter Zone zu nähern	
ITEM 8 – verbale Äußerungen während der Pflege		Bemerkungen
0	Keine Äußerungen während der Pflege	
1	Schmerzäußerung, wenn man sich an die Bewohnerin/den Bewohner wendet	
2	Schmerzäußerung, sobald Pflegende bei der Bewohnerin/beim Bewohner ist	
3	Spontane Schmerzäußerung oder spontanes leises Weinen, Schluchzen	
4	Spontanes Schreien oder qualvolle Äußerungen	
	Totale Punkte	

Abb. 22: ECPA-Bogen.

In der aktuellen deutschen Fassung unterteilt sich ECPA in die zwei Dimensionen

1. Beobachtungen außerhalb der Pflege und
2. Beobachtungen während der Pflege.

Acht auf die Dimensionen verteilte Items werden in ihrer Ausprägung zwischen null und vier bewertet.

Der ECPA-Bogen wird von den Pflegefachkräften ausgefüllt, die den Bewohner in den letzten 48 Stunden betreut haben. Gemeinsam werden die Items auf der Grundlage der Beobachtungen der letzten zwei Tage diskutiert und dokumentiert. Mit diesem Instrument ist es nicht möglich, Einzelereignisse festzuhalten oder kurzfristig die Wirkung der Schmerztherapie zu fixieren. Es bietet aber die Möglichkeit, über einen längeren Zeitraum zu ermitteln, ob die angeordnete Schmerztherapie grundsätzlich eine Verbesserung der Verhaltensänderungen führt.

Die berechnete Punktzahl ist kein Maß für die Schmerzen. Aus diesem Grunde ist es auch fatal, wenn der errechnete Score der Schmerzintensitätsskala zugeordnet wird. Je höher allerdings die Punktzahl ausfällt, desto wahrscheinlicher liegt ein Schmerzproblem vor. Nach weiteren 48 Stunden wird eine erneute strukturierte Verhaltensbeobachtung anhand des ECPA-Bogens durchgeführt. Der Vorteil dieses Instrumentes liegt darin, dass es die Pflegekräfte sensibilisiert, das Verhalten der Bewohner dahingehend zu beobachten, ob bei dem gezeigten Verhalten ein Schmerzerleben vorliegt und gleichzeitig einen objektiven Nachweis im Hinblick auf die Effektivität der Schmerztherapie zu erbringen.

Wenn im interdisziplinären Gespräch gemeinsam ermittelt werden kann, dass das beobachtete Verhalten schmerz- und nicht demenzbedingt ist, kann in einem nächsten Schritt die Schmerztherapie umgesetzt werden, die in Folge mit Hilfe des ECPA-Bogens auf ihre Wirksamkeit überprüft wird. Der Bogen zur Verlaufseinschätzung nach ECPA (vgl. Schwermann & Münch 2008, S. 50 ff.) dient der übersichtlichen Dokumentation der ermittelten Scores.

In der Praxis berichteten die Pflegekräfte, dass sie sehr positive Erfahrungen mit dem Schmerzassessment für demenziell erkrankte Menschen gemacht haben. Als besonderen Vorteil erachteten sie die Tatsache, dass sie Verhaltensauffälligkeiten bei den Bewohnern anders beurteilen würden und erheblich sensibler im Hinblick auf potenziell vorhandene Schmerzen seien. Als positiv nahmen sie auch wahr, dass in den Übergaben anders über die Schmerzwahrnehmung der Betroffenen und die Planung einer erforderlichen Schmerztherapie kommuniziert wurde und dass die Mediziner in einigen Fällen leichter zu überzeugen waren, eine fundierte Schmerztherapie bei den entsprechenden Bewohnern anzusetzen, deren Erfolg häufig im Rahmen der Verlaufsdokumentation nachgewiesen werden konnte.

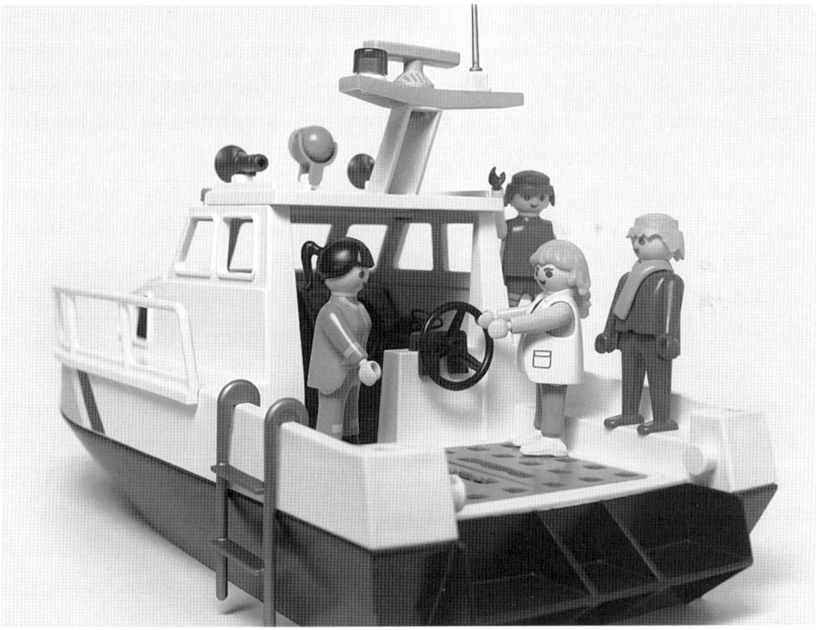

ANHANG

Tipps und Schritte bei der Umsetzung von Palliative Care

Cornelia Wichmann und Jochen Becker-Ebel

Es folgen nun Tipps für die Umsetzung, deren Reihenfolge nicht ganz zufällig ist. Häufig gelingen einige Schritte erst, nachdem andere bereits vollzogen wurden. Der Prozess der Umsetzung geschieht meist in einem Miteinander von Leitungsentscheidungen und deren Umsetzung an der Basis (Top-Bottom) bei einem gleichzeitigen Einbeziehen aller Mitwirkenden (Bottom-Up). Wenn zum Beispiel zuerst »Leitlinien« geschrieben werden, die dann die »Basis« umsetzen soll, gelingt es nicht, die positiven Energien umzusetzen, die in allen Mitarbeitern bereits schlummern. Wenn jedoch zügellos an der Basis »mal etwas gemacht wird«, kommt es oft zu Frustrationen und mangelnder Akzeptanz bei allen Beteiligten.

Wer mehr wissen will oder muss, dem sei das Handbuch »Palliativkompetenz und Hospizkultur entwickeln. Bewährte Mustervorlagen, Arbeitshilfen und Erfahrungsberichte für Pflegeheime und Pflegedienste« aus dem Behr's-Verlag empfohlen. Wir Autoren und Autorinnen haben zusammen mit anderen dieses Handbuch geschrieben. Dort steht auf über 1600 Seiten alles noch viel ausführlicher beschrieben, insbesondere, was die Umsetzung von Palliative Care im Pflegeheim auf der gesamten Hausebene oder auf der Trägerebene angeht. Ferner gibt es dort bereits fertige Formblättern, Mustern und Vorlagen auf CD, die gleich in den Pflegealltag übernommen werden können. Erfahrungsberichte und Unterrichtsmaterial runden das Buch ab. Es bietet somit alles, was ein Pflegeheim bei der umfassenden Umsetzung braucht.

Das Wichtigste aus diesem Buch halten Sie bereits leicht lesbar und übersichtlich in Händen. Und für diejenigen, die alles am liebsten selbst neu entwickeln, gibt es auf den nächsten Seiten Tipps, wie es auch auf eigene Faust losgehen kann. Pflegekräfte fragten uns immer wieder: »Wenn ich nun manches zur Palliativpflege gelernt habe: Was mache ich dann weiter? Wie fange ich an? Wie setzen wir das alles um?«

Hier sind nun 27 Schritte und Tipps beschrieben. Sie können auswählen, was passt. Das haben Tipps so an sich.

1. Anfangen

Meist geht es darum: Einfach mal anfangen. Besonders eignen sich einfache Handgriffe und Empfehlungen aus der Pflegepraxis, um die anderen Mitarbeiterinnen zu überzeugen. Insbesondere die Methoden der Palliativen Mundpflege und der Akupressur bei Unruhe und Schmerz, die z. B. in den Palliativkursen gelernt werden. Das macht Spaß auf mehr und zeigt: So schnell ist mit geringen Mitteln ohne viel Zeitaufwand vieles zu verbessern.

2. Bildung

Um Palliative Care in der Einrichtung umzusetzen, bedarf es Fort- und Weiterbildung für die Mitarbeiter. Natürlich müssen nicht alle Mitarbeiter eine 160-stündige Weiterbildung absolvieren, damit sich die palliative Qualität der Einrichtung verbessert. Aber: Ein oder zwei Pflegekräfte sollten anfangs eine Ausbildung in dieser Form erhalten. Die Ausbildungen gibt es überall in Deutschland (siehe www.mediacion.de).

Auf die stationäre Altenpflege spezialisierte Kurse bietet seit 2003 www.palliativkurse.de in fünf Bundesländern an. In diesen Kursen wird speziell auf das eingegangen, was im stationären Pflegealltag möglich ist, unter besonderer Berücksichtigung der Bedürfnisse der demenziell erkrankten Bewohner (siehe: PADUA April 2010 S. 52–57; auch: http://www.mediacion.de/service-download/aktuelle-texte-vortraege/padua). Auch hilfreich sind Kurse mit geringerem Stundenumfang, z. B. Palliative Praxis nach dem Modell der Robert Bosch Stiftung und von MediAcion.

Nach Kursende gilt es, dieses neue Wissen und die Motivation der fortgebildeten Mitarbeiterin zu nutzen und nicht verkümmern zu lassen. Die Palliative Care-Fachkräfte können nun als Multiplikatorin fungieren und ihr Wissen an andere Mitarbeitern weitergeben: in Form von Beratung, Fortbildung oder Bed-Site-Teaching.

3. Sich für ein Projekt entscheiden

Palliative Care in einer Einrichtung umzusetzen geht nicht nebenbei. Es braucht Zeit und eine Entscheidung und meist ein »Projekt« von ein bis zwei Jahren Dauer. Im Bereich der Altenpflege gibt es immer wieder gute und spannende Projekte. Wer sich für ein Palliativprojekt entscheidet, sollte keine weiteren mehr annehmen. Zeitgleich zwei größere Projekte in einer Einrichtung überfordern und demotivieren die Mitarbeiter. Um erfolgreiche Projekte mit guten Ergebnissen in Einrichtung zu initiieren, empfiehlt es sich, diese nacheinander zu planen. Neue Projekte sollten erst beginnen werden, wenn sich das laufende gut etabliert hat.

4. Projektdesign überlegen und sich entscheiden

Ein Projektdesign sollte im Vorfeld konkret geplant werden. Detailliert sollte geplant werden, wie das Projekt aussehen soll, was mit den geplanten Aktivitäten erreicht werden soll, wann welches Ziel mit welchen Maßnahmen erreicht sein soll. Auch sollte dieses Design Begründungen enthalten, die die Auswahl der einrichtungsspezifischen Ziele darstellt (siehe auch Nr. 8). Ein detaillierter Projektentwurf hilft auch, Mitarbeitern eine Vorstellung zu geben, damit sie auch motiviert werden, sich am Projekt zu beteiligen. Auch soll klar sein: Ist die Projektarbeit Arbeitszeit oder Freizeit? Welche Kosten kommen auf das Haus zu? Wenn klar ist, dass ein Projekt gestartet werden soll, wie alles aussieht und wie die Finanzierung läuft, braucht es eine (schriftliche) Entscheidung auf den obersten Leitungsebenen.

5. Sich gemeinsam auf den Weg machen

Gemeinsam sind wir stark! Die Erfahrung zeigt, dass der Beginn in einer Gruppe die Teilnehmer motiviert. Zudem erfährt die gesamte Einrichtung so mehr über die Aktivität und Planung. Vielleicht gibt es weitere Einrichtungen in derselben Trägerschaft, die ähnliche Projekte initiieren oder bereits Erfahrungen haben. Die Zusammenarbeit, auch einrichtungsübergreifend und gemeinsam zu lernen und sich zu unterstützen, bewirkt einen positiven Projektverlauf. Besonders in »Projektkrisen«, wenn nichts mehr voranzugehen scheint, können unbeteiligte Einrichtungen motivieren. Gute Erfahrungen haben auf diese Weise mehr als 120 Häuser der Diakonie in Bayern und Niedersachsen, des deutschen Roten Kreuzes in Bayern (BRK), Niedersachsen und Thüringen und des Bundesverbandes Privater Anbieter (bpa) in Hamburg und Nordrhein-Westfalen gemacht (siehe www.mediacion.de).

6. Finanzierungsfragen

Mit dem Projektentwurf ist eine realistische Finanzierungsplanung möglich. Nötige Fortbildungen, Projekttreffen (Personalkosten), Materialien usw. können erfasst und begründet werden. Im zweiten Schritt muss überlegt werden, ob es Finanzressourcen für ein derartiges Projekt gibt, z. B. Fortbildungsgelder, Spendengelder, Fördergelder vom Verband, Öffentlichkeitsarbeit. Die Finanzierung sollte vor Projektbeginn geklärt sein, und mit den Zuständigen abgesprochen und diskutiert sein. Auch Refinanzierungen durch Pflegekassen und Krankenkassen sind möglich (siehe auch § 37b, § 39a Abs. 2, § 132d, § 140 SGB V und § 82 b SGB XI).

7. Projektgruppe bilden

Die Erfahrungen zeigen, dass es sich in den Einrichtungen anbietet, eine Projektgruppe zu diesem Thema zu bilden. Die Größe der Projektgruppe soll zwischen sechs und neun Personen betragen. Die Teilnehmer sollten aus diversen Abteilungen und auch eventuell von außen kommen. In einigen Heimen bestehen Projektgruppen aus Pflegepersonal, Hauswirtschaft, Küche, Verwaltung, Angehörige, Bewohner sowie auch externe Funktionskräfte wie z. B. Arzt, Bestatter, Hospizbegleiterin oder Seelsorge. Palliative Care ist ein interdisziplinärer Auftrag, der durch eine solche Projektgruppe gelebt werden kann. Diese Projektgruppe steuert und organisiert das Projekt in der Einrichtung und ist Ansprechpartner für alle Mitarbeiter. Wichtig ist, dass die Projektgruppe eine Leitung hat, gut moderiert und strukturiert wird.

8. Ist-Stand erforschen/Bestehendes Wertschätzen

Um zielgerichtet arbeiten zu können gilt es, den Ist-Stand zu erfragen. Dieses kann durch Einschätzung der Mitarbeiter, Angehörigen- oder Bewohnerbefragungen geschehen. Bewährt haben sich der 15-Punkte Check aus dem Behr's Verlag-Handbuch oder die 20 Indikatoren der BAG Hospiz. Häufig ist schon viel mehr in der Einrichtung vorhanden, als den Mitarbeitern bewusst ist. Die Erforschung des Ist-Standes motiviert die Mitarbeiter. Sie sehen auch die Erfolge ihrer bisherigen Arbeit, zudem kann nun dort weitergearbeitet werden, wo der Bedarf groß ist.

9. Verbündete finden/sich vernetzen

Im Bereich Palliative Care aktivieren sich derzeit viele Leistungsanbieter. Hierzu zählen selbstverständlich stationäre und ambulante Hospize, aber auch Krankenhäuser, Altenheime, Pflegedienste, Haus- und Fachärzte, Bestatter, Selbsthilfegruppen, Apotheken, Gesundheitsämter, Kirchengemeinden, etc. Die Vernetzung ist wichtig, um Schnittstellen zu minimieren. Palliative Care bedeutet eine totale Bewohnerorientierung. Der Auftrag, über die Organisationsgrenzen hinweg gestalterisch tätig zu werden, zum Wohle des Bewohners, ist Grundsatz der palliativen Arbeit.

Das Pflegeheim profitiert durch die Vernetzung durch Unterstützung, Austausch, gemeinsame Stärke und der ansteigende Bekanntheitsgrad der Einrichtung.

10. Ziele gemeinsam entwickeln/finden

Ein Ziel zu erreichen, dass nur vorgeschrieben wurde, macht weniger Spaß, als ein eigenes zu erreichen. Aus diesem Grund empfiehlt es sich, die Projektgruppe die Ziele ausdiskutieren zu lassen – unter Berücksichtigung der Wünsche aller Beteiligter. Auch wenn dies ein langer Prozess ist und Energie kostet, lohnt sich der Aufwand. Denn nur so wird das Projekt von allen mitgetragen und engagiert weiterentwickelt.

11. Sich Zeit lassen beim gemeinsamen Festlegen der Ziele

Sofern Ziele gefunden wurden gilt es, diese nochmals zu diskutieren und die Notwendigkeit und die Sinnhaftigkeit zu hinterfragen. Es ist wichtig, dass Sie das Ziel, das Sie wählen auch erreichen können und wollen. Die Zielerreichung setzt die Mitarbeit der gesamten Einrichtung, insbesondere die der Projektgruppe voraus. Zweifel, Überlegungen und Neuorientierung während der Arbeitsphase sind zeitaufwendig und blockieren die Motivation.

Auch für die genaue Formulierung der Ziele sollte sich viel Zeit genommen werden. Es ist darauf zu achten, dass die Ziele spezifisch, messbar, attraktiv, realistisch und terminierbar sind. Ein Beispiel: »In unserer Einrichtung soll ab Juli 2010 kein Bewohner, der nicht allein sterben will, alleine sterben müssen.«

Bisweilen konkretisieren sich die Ziele auch erst mit der Zeit. Dann kann das Ziel im Verlauf konkreter gefasst werden. Die Gefahr besteht, Maßnahmen und Ziele schon am Anfang zu verwechseln. Dies fällt dann erst viel später richtig auf: »Trotz vielfältiger, durchgeführter Maßnahmen hat sich die tatsächliche Versorgung der Schwerstkranken und das Empfinden der Kompetenz und Sicherheit bei den Mitarbeiterinnen kaum verbessert, trotz erfolgreich absolvierter Maßnahmen (z. B. Schulung).«

12. Geeignete Maßnahmen überlegen und starten

In der Projektgruppe sollte nach der Zieldefinition gemeinsam überlegt werden, wie man das Ziel erreichen kann. Was muss sich verändern, damit dieses Ziel näher rückt? Passen diese Maßnahmen zur Einrichtung, zu den Bewohnern, zu den Angehörigen und zu den Mitarbeitern? Oft sind verschiedene Maßnahmen möglich. Besonders geeignet sind Maßnahmen, die nebenbei auch noch andere Zielerreichungen voranbringen können. Zur Planung gehören auch der jeweilige zeitliche Aufwand, die Reihenfolge der Maßnahmen und die Verantwortlichkeiten.

Ein Beispiel:
Das Ziel lautet: »In unserer Einrichtung soll kein Bewohner, der nicht allein sterben will, allein sterben müssen.« Eine der geplanten Maßnahmen ist, einen ehrenamtlichen Hospizverein um Mithilfe zu bitten. Die Hospizinitiative wird kontaktiert, die ersten ehrenamtlichen Mitarbeiter kommen zur Sterbebegleitung in die Einrichtung. Nun gibt es aber in der Einrichtung z. B. Mitarbeiter, die Angst um ihre Arbeitsstelle haben oder eine Kontrolle ihrer Arbeit befürchten. Diese Mitarbeiter können die Hospizhelfer als Konkurrenten (oder Kontrolleure) ansehen und eine gute kollegiale Zusammenarbeit hindern. Hier würde zu dieser Maßnahme »Ehrenamtliche aktivieren« vorab eine Schulung der Mitarbeitenden zum Umgang und zur Akzeptanz mit/von ehrenamtlichen Mitarbeitern in der Pflege dazugehören. Dort wird klar gemacht: Die Ehrenamtlichen unterstützen uns und kommen nicht zur Kontrolle oder als Ersatz für Hauptamtliche.

13. Geduld bei der Verwirklichung

Geduld haben ist eine Tugend, auch wenn z. B. aus der Perspektive des Geschäftsführers gesehen dieses bisweilen unerwünscht ist. Geduld ist für ein Palliativprojekt unabdingbar. Denn hier werden nicht nur Handlungsweisen und Richtlinien verbessert und verändert, sondern auch die Haltung gegenüber sterbenden Menschen, deren Angehörigen und den Mitarbeitenden untereinander. Damit eng verbunden ist auch die Auseinandersetzung mit der eigenen Endlichkeit und der Trauer über eigene Verluste.

Vorschnelle Entscheidungen und Standards lösen eher Protest und Ablehnung aus. Ein Palliativprojekt sollte deshalb sensibel und langsam umgesetzt werden. Die Verbesserungen lassen sich oft nicht von heute auf morgen erkennen. Dieser Prozess braucht Zeit und Menschen, die erkennen, dass diese Zeit benötigt werden und die Ruhe in das Projekt bringen. Eine Einrichtung aus Düsseldorf ist schon seit neun Jahren dabei, die Standards im Hause zu verbessern, aber erst jetzt kommt es zu einem umfassenden und schriftlich dargelegten Gesamtkonzept. Das ist eher gut als falsch. Inhaltlich wurde bereits vieles umgesetzt. Und das Gewachsene wird nun beschrieben – statt umgekehrt. Wenn in einem schnellen Prozess das Ziel aufgeschrieben, präsentiert und eingefordert wird und die Mitarbeiterinnen keine Zeit zum Mitwachsen hatten.

14. Nachhaltigkeit bedenken

Was bedeutet Qualität im Hinblick auf Palliative Care in der Einrichtung? Wie wird man diese nachweisen können? Wenn es gut läuft, ist die Frage der Qualität und die Beibehaltung der Qualität bereits am Beginn im Projekt verankert. Durch eine gute und klare Zielformulierung kann die Zielerreichung überprüft werden. Wichtig ist hierbei auch, dass dieses Ziel nicht einmal erreicht wird, sondern beibehalten werden soll. In einem Palliativprojekt bedarf es Überlegungen bezüglich der Nachhaltigkeit: Also wie man das Projekt als Bestandteil und qualitativ hochwertiges Angebot der Einrichtung umsetzen und beibehalten kann, auch wenn z. B. federführende Personen nicht mehr für die Einrichtung arbeiten. Eine strukturelle Projektverankerung soll entwickelt werden, die von Personen getragen wird und nicht andersherum.

15. Weiterbildungspläne gestalten

Palliative Care steht in Deutschland erst am Anfang. Erst seit sehr kurzer Zeit gibt es medizinische Hochschulen, die in diesem Bereich forschend tätig sind. Bei der Symptomlinderung werden künftig Neuerungen hinzukommen, sicherlich auch weiteres über die Linderung von weiten Symptomen, besonders bei multimorbiden, alten Menschen. Es werden auch neue Mitarbeiter in den Einrichtungen hinzukommen. Es gilt zu bedenken, dass langfristig kontinuierlich Fortbildungen zu diesem Bereich angeboten werden müssen um die Qualität zu erhalten.

Mit dem Projekt zeigt sich, das neben einer Grundausbildung von Pflegenden in Palliative Care (siehe Punkt 2) mit der Zeit auch die anderen Mitarbeiter zumindest eine Einführung in gewisse Themen brauchen.

16. Evaluieren

Für alle Mitarbeiter motivierend ist der Nachweis über gute erbrachte Leistung. Nichts beugt dem Burn-out besser vor als die Gewissheit, eine sinnvolle Arbeit zu leisten, die man in wichtigen Aspekten selbst mit gestalten konnte und die erfolgreich verläuft. Das persönliche Feedback nach einer guten Sterbebegleitung (durch den Verstorbenen) geschieht ja nicht. Oft sind auch die Angehörigen ganz mit sich beschäftigt und loben die gute Pflege nicht ausreichend. So braucht es andere Formen der Evaluation: Mitarbeitergespräch, Kaffeerunde und Rückblick auf die Palliativpflege selbst mit einer echten Würdigung, was alles möglich war und getan wurde.

Auch auf der Hausebene ist eine Evaluation der guten Palliativpflege wichtig. Heimaufsicht und der Medizinische Dienst der Krankenversicherung fragen zunehmend nach, so z. B. jetzt schon beim Thema Schmerz. Es gilt bereits bei der Zielformulierung darauf zu achten, dass das Ziel messbar ist. Überprüfen Sie das Ziel dahingehend. Evaluieren Sie Ihre Zielerreichung. Und geben Sie die festgestellten Erfolge an die anderen Mitarbeitenden weiter.

17. Weitere Ziele

Ziele gilt es zu erreichen. Aus diesem Grunde verheddern Sie sich bitte nicht in zu vielen Zielen, die Sie alle gleichzeitig erreichen möchten. Planen Sie etappenweise, Ziel für Ziel, und sorgen Sie sich darum, dass die Umsetzung auch passiert. Ganz wichtig: Feiern Sie die Erfolge mit den anderen Mitarbeitenden. Erst dann sollen und können weitere Ziele gesucht werden. Es ist sinnvoll, die Ziele nicht zu hoch anzusetzen und diese nach einer erneuten Ist-Stand-Erhebung zu besprechen. Unsere Erfahrung zeigt, dass dies meist ein zweijähriger Durchlauf ist. Ziele, die oft zuerst gewählt werden sind: Abschiedskultur verbessern, Mitarbeitern Sicherheit geben, Palliativpflege verbessern. Später erst folgen noch größere Ziele: Schmerzmanagement einführen, ethische Standards einführen etc.

18. Aktuelle Infos einholen

Sie können sich weitere Informationen über das Thema Palliative Care einholen. Auf der Seite www.mediacion.de finden Sie wichtige Informationen unter der Rubrik Service.

19. Weitere Infos einholen: Literatur

Fachbücher für Pflegende zum Thema Palliative Care gibt es massenhaft. Entscheiden Sie, was für Ihre Einrichtung sinnvoll. Leider ist aus Zeit- und Kostengründen nicht alles umsetzbar und in Langzeitpflegeeinrichtungen mit ihren spezifischen Angeboten auch gar nicht nötig, was in Palliativstationen und Hospizen möglich und wesentlich ist. Deshalb gilt es, gezielt die situationsangemessenen Bücher zu finden. Die wesentliche Literatur finden Sie in diesem Buch jeweils am Ende eines Kapitels.

20. Weitere Infos einholen: Kostenfreier Download (für Heime und Pflegende)

Einen kostenfreien Download von einigen Tabellen und Informationen aus diesem Buch erhalten Sie unter www.pflegen-online.de.

21. Dokumentieren

Alles, was Sie nicht dokumentieren, gilt als nicht getan. So ist die Logik der Kostenträger. Versuchen Sie, auch für Ihr Projekt eine geeignete Dokumentation zu finden. Protokollieren Sie Sitzungen, Entwicklungen und Erfolge.

22. Projektabschlussbericht

So könnte ein Projektabschlussbericht aussehen:

1. Vorstellung des Hauses und kurze Beschreibung des Hauskonzeptes (z. B. Bewohneranzahl, Anzahl Mitarbeiter, Leitlinien, Wesentliche Konzeptionen, Philosophie, kurze Beschreibung des Standortes, Besonderheiten etc.)
2. Verlaufsbeschreibung des Projektes im Haus sowie »neue« Ergänzungen des Hauskonzept/Pflegekonzept im Blick auf Palliative Care
   Beschreiben Sie den Projektverlauf von Anfang an. Warum haben Sie begonnen, sich im Bereich Palliative Care zu engagieren? Wie haben Sie begonnen? Wie war die Projektzeit strukturiert? Gab es eine Projektgruppe? Wer nahm teil? Was war wichtig für den erfolgreichen Projektverlauf? Wo gab es Schwierigkeiten? Welche Neuerungen im Haus/Pflegekonzept gab es?
3. Beschreibung der Ziele, der umgesetzten Maßnahmen, geplante Evaluation
   Beschreiben Sie hier Ihre ein bis zwei Ziele, die Sie in Ihrer Einrichtung verfolgen und stellen Sie die Maßnahmen dar, die Sie bereits durchgeführt haben, um diese Ziele zu erreichen. Vermitteln Sie auch einen Eindruck davon, warum Sie sich diese Maßnahmen zur Zielerreichung umgesetzt haben. Beschreiben Sie auch die Chancen und Herausforderungen der Umsetzungen. Letztlich gehen Sie auf die Qualitätssicherung ein, beschreiben Sie ausführlich die geplanten oder bereits umgesetzten Evaluationsmöglichkeiten. Geben Sie auch an, ab wann Sie mit der Qualitätssicherung beginnen.
4. Fazit
   Ziehen Sie ein Fazit bezüglich des Projektverlaufs, Umsetzungen und der weiteren Planung. Was hat das Projekt in Ihrer Einrichtung bewirkt? Wie wird sich Ihre Einrichtung weiter verändern?
5. Pressebericht
   Stellen Sie sich folgende Situation vor: Die Lokalzeitung/FAZ/Focus/Spiegel/etc. möchte einen kleinen Artikel über Ihr Palliative Care-Projekt schreiben. Sie bekommen dafür den Auftrag, einen kleinen Artikel zu formulieren. Schreiben Sie einen kurzen Artikel, in dem knapp und prägnant die wesentlichen Veränderungen Ihrer Einrichtung im Hinblick auf Palliative Care dargestellt werden.

23. Erst jetzt! Heim-Leitlinie und Heimkonzept anpassen

Wie die Leitplanken auf der Autobahn das Fahren sichern, sichern Leitlinien die Richtung des Projektverlaufs. Um die Richtung abzusichern, bedarf es eines Projektbeginns. Ziele sollten gefunden sein und angestrebt werden. Maßnahmen sollten umgesetzt werden und überprüft werden, ob sie für die Einrichtungen stimmig sind und ob sie nützlich zur Zielerreichung sind. Erst wenn dieses erprobt wurde, sollten Leitlinien bzw. das neue/veränderte Heimkonzept zur Projektsicherung entwickelt werden.

24. Palliativkompetenz – Zertifikat

Das DRK-Bildungszentrum Schlump in Hamburg (u.a. für das DW in Niedersachsen) und die Weiterbildungsakademie im Universitätsklinikum Essen (u.a. für den Bundesverband Privater Anbieter in Nordrhein-Westfalen) in Kooperation mit der Beratungsfirma MediAcion zertifizieren in einer (sehr kostengünstigen!) Form die Palliativkompetenz der Einrichtungen, die sich im besonderen Maße und lang anhaltend mit dem Thema Palliative Care auseinandergesetzt haben und dieses in ihrer Einrichtung umgesetzt haben. Die Einrichtungen werden dann als Palliativkompetentes Alten- und Pflegeheim ausgezeichnet. Mittlerweile sind 150 Einrichtungen zertifziert worden, viele von Ihnen auch bereits mehrfach rezertifiziert.

25. Preise gewinnen

Ausschreibungen für Präsentationen von gelungenen Praxiserfahrungen der Palliativarbeit werden auf Kongressen usw. angeboten. In Niedersachsen gab es 2007 den ersten niedersächsischen Hospizpreis der Sozialministerin und der Niedersächsischen Stiftung Hospiz, mit dem speziell Altenpflegeheime ausgezeichnet wurden. Aber Heime mit palliativer Kompetenz erhalten auch andere Preise. So hat ebenfalls 2007 eine fränkische, palliativkompetente Einrichtung, wegen ihrer besonderen Art sich um die Mitarbeitergesundheit zu kümmern, den 1. Preis der Berufsgenossenschaft BGW für die stationären Einrichtungen gewonnen.

26. In die Öffentlichkeit gehen

Während früher das Sterben bisweilen noch im Bad stattfand und der Leichnam über den Kellerausgang diskret entsorgt wurde, nehmen nun Heime das gute Image der Palliativpflege auf und präsentieren sich dabei auch öffentlich. Sofern in der Einrichtung ein Palliativprojekt etabliert wurde, ist es möglich und wettbewerbswirksam, dass auch die Öffentlichkeit etwas über dieses besondere Engagement und Angebot erfährt. Künftige Bewohner, Angehörige, beratende Krankenhaussozialdienste und Hausärzte sollten über die besonderen Palliativ-Angebote Bescheid wissen. Die Außenwirkung der Einrichtung ist bestimmend bei der Belegung. Ferner würdigt eine gelungene Öffentlichkeitsarbeit die Arbeit der Mitarbeiter der Einrichtungen selbst. Zu Öffentlichkeitsarbeit gehört z. B. Publikationen, Verlaufsbeschreibungen, Präsentationen, neue Flyer, Zeitungsartikel, Netzwerkarbeit, Benefizveranstaltungen, etc.

27. Die »großen Vier«

Was sind die Hauptziele, die es mit der Zeit umzusetzen gilt? Es sind insbesondere die neue Weise, mit Angehörigen umzugehen, das Schmerz- und Symptommanagement, die Einbeziehung von Ehrenamtlichen und das gute Bewältigung von ethischen Fragen. Diese Punkte nennen wir die »großen Vier«.

Angehörige einbeziehen

In der Palliativversorgung wird unter »Betroffenen« der schwerstkranke, sterbende Mensch und seine Angehörigen gleichermaßen verstanden. Die Linderung von körperlichen, psychischen, spirituellen und sozialen Schmerzen und Leiden gilt insofern auch für die Angehörigen. Entlastungsmöglichkeiten für Angehörige, Trauerbegleitung, ihre Einbeziehung in die palliative Pflege etc., sollten im Zuge eines Palliativprojektes einen Platz finden und bearbeitet werden.

Schmerz- und Symptombehandlung

Ein großes Thema in der Palliativmedizin ist die Schmerzbehandlung. Das Wort »Schmerz« beinhaltet Leiden auf körperlichen, sozialen, spirituellen und psychischen Dimensionen, die sich gegenseitig beeinflussen. Eine umfassende Schmerzbehandlung setzt demnach das Arbeiten mit verschiedenen Berufsgruppen zusammen. Hierzu gehören die Zusammenarbeit mit Ärzten, Seelsorgern, Sozialarbeitern u.a. sowie das Erkennen von berufseigenen Grenzen. Die Behandlung von Schmerzen setzt demnach eine Zusammenarbeit mit anderen Leistungserbringern voraus.

Für die Altenhilfe ist das Thema Symptomlinderung eine besondere Herausforderung, da hier viele kommunikationseingeschränkte Menschen begleitet werden. Die Symptomerfassung und die Verlaufsbewertung sind schwierig. Hierzu bedarf es qualifizierten Personals und Netzwerkpartner, die sich diesen besonderen Herausforderungen stellen.

Sterbebegleitung und Einbeziehung Ehrenamtlicher

In der Sterbebegleitung geht es darum, Menschen in ihren letzten Tagen und Stunden vor ihrem Tod Beistand zu leisten. Für Menschen im Sterbeprozess ist menschliche Zuwendung meist besonders wichtig. Nicht nur für den sterbenden Menschen, auch für die Angehörigen kann es angstlösend und beruhigend sein, wenn jemand da ist, der diese Zeit mitbegleitet. Besonders wichtig für die Begleitung sterbender Menschen ist, dass die begleitende Person Zeit hat und frei von sonstigen Aufgaben ist. Für Altenheime besteht die Möglichkeit, ehrenamtliche Sterbebegleiter mit einzubeziehen.

Ethische Fragen

Ethische Entscheidungsfragen kommen besonders in der Begleitung schwerstkranker und sterbender Menschen häufig vor. Fragen nach weiterführender Behandlung, Medikamentengabe, operative Maßnahmen, Krankenhauseinweisungen, Magensonden und PEG Anlagen müssen im Team und mit den Betroffenen und Angehörigen besprochen werden, damit keine Fehlentscheidungen getroffen werden. Auch Vorsorgemaßnahmen sind in diesem Zuge mit zu betrachten, z.B. die Patientenverfügung, Betreuungsvollmacht, Vorsorgevollmacht etc.

Praxisbeispiel: Sich vernetzen, Schnittstellenproblematiken lösen

Palliativversorgung und Hospizbewegung verfolgen das Ziel, schwerstkranke und sterbende Menschen unter dem Aspekt der Lebensqualität ganzheitlich zu betreuen. Hierfür ist die Kontinuität der Versorgungsleistung besonders wichtig. Gerade durch das große Repertoire der Leistungsanbieter im ambulanten und stationären Bereich wird diese Kontinuität gefährdet. Grund dafür sind Schnittstellenproblematiken, die zwischen den unterschiedlichen Leistungsanbietern bestehen, so die bekannte Palliativmedizinerin Bausewein: »Speziell bei den Übergängen von ambulanten und stationären Betreuungsangeboten und umgekehrt kommt es vermehrt zu Problemen, wie z. B. Versorgungsdefizite in der ambulanten Betreuung, Unsicherheit und Überforderung seitens der Patienten und Angehörigen, unkontrollierte Symptome, Angst vor Klinikaufenthalten, Fehleinschätzungen von Möglichkeiten, Grenzen ambulanter Betreuung und Abbruch begonnener Therapien von Hausärzten. Die dadurch resultierenden möglichen Wiederaufnahmen und der dadurch entstehende Wechsel von Aufenthaltsorten und Betreuungspersonen führen dazu, dass Patienten und Angehörige verunsichert werden und somit Ängste entstehen.«

Der Kreislauf zwischen der Entlassung sterbenskranker Menschen aus dem Krankenhaus nach Hause bzw. ins Pflegeheim und der Wiedereinweisung kann nur gestoppt oder verlangsamt werden, wenn ein tragfähiges Netz aller Leistungsanbieter, im stationären wie auch im ambulanten, in der Basis- wie auch in der Spezialversorgung, besteht, in dem die Betroffenen genau mit dem versorgt werden, was sie momentan brauchen. Die Leistungen müssen somit die somatischen, psychischen, spirituellen und sozialen Bereiche abdecken.

Vernetzung der Anbieter

Die Vernetzung der Leistungsanbieter in der Palliativversorgung ist grundlegend. Ziel ist, dem Hilfesuchenden einen besseren Überblick über die angebotenen Hilfsleistungen zu verschaffen und ihm zu ermöglichen, den richtigen Dienst für seine Situation zu finden. Um dieses Ziel zu erreichen, müssen Leistungsanbieter eine gute Vernetzung untereinander anstreben.

Da die vorteilhafte und fördernde Vernetzung von Leistungsanbietern häufig ein konfliktbeladener, schwieriger Prozess gerade für die trägerübergreifende Zusammenarbeit ist, so sind nach Bullinger & Nowak – Experten auf diesen Gebiet – insbesondere mögliche auftretende Konflikte mit zu bedenken:

- stärkere (soziale) Kontrolle durch vermehrten Informationsaustausch;
- erschwerte Vernetzung durch unterschiedliche Organisationsstrukturen (zum Beispiel: hierarchische Strukturen, religiöse Wertvorstellungen, politische Zielsetzungen);
- Konkurrenz: Jeder Träger ist zunächst am Erhalt seiner eigenen Einrichtung interessiert;
- Angst um den Verlust des eigenen Profils und der Glaubwürdigkeit im Zuge einer Vernetzung;
- Differenzen zwischen den Mitarbeitern, wenn die Vernetzung nur von einigen engagierten Mitarbeitern begrüßt wird;
- Entwicklung der eigendynamischen, sich überlagernden Supra-Strukturen.

Praxisbeispiel: Das Alten- und Pflegeheim St. Nikolai, Sarstedt
Das Alten- und Pflegeheim St. Nikolai in Sarstedt hat begonnen, sich im Bereich Palliative Care über die Einrichtungsgrenzen hinaus zu engagieren. Es nahm gemeinsam mit acht weiteren diakonischen Häusern aus Niedersachsen an einer Projektwerkstatt zur Implementierung von Hospizkultur und Palliativkompetenz teil. In diesem Kontext hat sich das Alten- und Pflegeheim strukturiert weiterentwickelt und weitergebildet. Dabei haben die Teilnehmer sich auch über die Wirksamkeit in der Öffentlichkeit Gedanken gemacht und Ideen konstruiert, wie sie sich künftig mit den Leistungsanbietern in der Region vernetzen möchten.

Das Altenheim, in dem 89 Bewohner leben, hat im Zuge der Entwicklung von Palliativkompetenz und Hospizkultur eine Projektgruppe initiiert, die sich bei zehn Treffen im Jahr thematisch mit Palliative Care in der Einrichtung beschäftigt. Die Teilnehmer der Projektgruppe sind Pflegende und Mitarbeiter der Einrichtung, die Interesse an der Thematik haben. Um im regionalen Netzwerk mit eingebunden zu sein, hat die Einrichtung in diese Projektgruppe auch Teilnehmer, die nicht Angestellte der Institution sind, aufgenommen. Hierzu gehörten eine Pflegekraft aus dem ambulanten Pflegedienst, ein hausärztlicher Vertreter, eine Vertreterin aus dem ambulanten Hospizdienst und ein Seelsorger aus der Kirchengemeinde.

Mit dieser Gruppe von 13 Mitgliedern hat sich das Pflegeheim auf den Weg gemacht, um die Versorgung von sterbenden Menschen zu optimieren. Ein

Ziel der Projektgruppe: »Die Interdisziplinäre Zusammenarbeit der verschiedenen Dienste in der Einrichtung soll unter Achtung der Autonomie aller Betroffenen verbessert werden.« Dazu trifft sich die Projektgruppe mit dem Namen »Lebensweg« regelmäßig einmal im Monat für zwei Stunden. Auch wenn das Pflegeheim erst am Beginn der Arbeit steht, sind bereits Veränderungen zu spüren. Die Einrichtungsleiterin beschreibt die Veränderungen wie folgt:

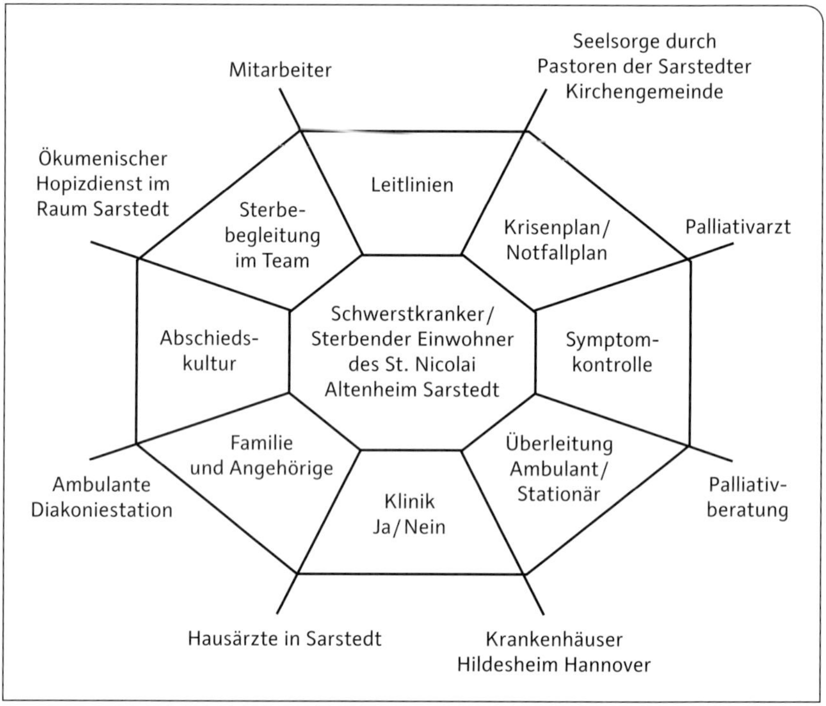

Abb. 23: Netz der Begleitung knüpfen.[17]

[17] Erstellt vom Alten- und Pflegeheim St. Nicolai und Cornelia Wichmann unter Verwendung eines Motivs/einer Idee von Alsheimer & Orth.

»Durch die gemeinsamen Treffen und das regelmäßige Zusammenarbeiten an der Einführung einer verbindlichen Sterbekultur für die Bewohner hat sich die Achtung und das Verständnis für den anderen positiv entwickelt. Neben der Erarbeitung einer Vorlage für einen Kooperationsvertrag aller Beteiligten kam es zu gemeinsamem Handeln. Die Dienste tauschen ihre Erfahrungen aus, die ehrenamtlichen Hospizhelfer haben begonnen ihre Leistung ebenfalls zu dokumentieren und damit verbindlich nachzuweisen, sie nehmen zusätzlich auch außerhalb ihrer Einsätze am Heimleben teil. Wir haben das Abschiedsritual unserer Dienste für den verstorbene Bewohner und deren Angehörige sowie der Mitbewohner auf alle beteiligten Dienste erweitert.«

Das Alten- und Pflegeheim hat sich sehr gut mit dem regionalen Hospizdienst vernetzt. Die ehrenamtlichen Begleiter gehen auch bei Bedarf zu den Sterbenden in die Alteneinrichtung. Mittlerweile hat sich auch eine Zusammenarbeit ergeben, die neben der praktischen Facette auch die Grenzziehungen beinahe unsichtbar macht. Eine Mitarbeiterin vom Sozialdienst konnte ihre Stelle aufstocken und arbeitet nun anteilig als hauptamtliche Koordinatorin für den ambulanten Hospizdienst. Der Hospizverein wird daher u. a. vom Altenheim koordiniert.

Das Alten- und Pflegeheim ist Mitglied des Palliativstützpunkts Hildesheim, und, auch durch seine Leitung, in politischen Gremien, wie der Palliativen Arbeitsgemeinschaft auf Landesebene.[18]

---

[18] **Literatur:**
Die hier beschriebene Vorgehensweise wurde Ende Mai 2012 fast vollständig übernommen und bestätigt von der Deutschen Gesellschaft für Palliativmedizin (DPG; zuständige Sprecherin: Meike Schwermann) und dem Deutschen Hospiz- und PalliativVerband (DHPV) in der Veröffentlichung: »Betreuung schwerstkranker und sterbenden Menschen im hohen Lebensalter in Pflegeinrichtungen. Grundsatzpapier zur Entwicklung von Hospizkultur und Palliativversorgung in stationären Einrichtungen der Altenhilfe.« (siehe www.dgpalliativmedizin.de und www.dhpv.de). In der vorbreitenden Literaturstudie wird natürlich auch auf dieses Buch »Palliative Care in Pflegeheimen« hingewiesen, das Sie gerade in der aktualisierten dritten Auflage in Händen halten.

LITERATUR

Schmerzlinderung (Auswahl)

Sittig, H. B.: Schmerz in der Palliativmedizin. In: Kayser, H., Kieseritzky, K., Sittig, H.B.: Kursbuch Palliative Care. Uni-Med. Verlag Bremen. 2007. S. 236–294.

Sittig, H. B.: Durchbruchschmerzen/schnell wirkende Schmerzmittel. Kapite V.16. In: Becker-Ebel, J.: Palliativkompetenz und Hospizkultur entwickeln. Behr's-Verlag Hamburg. 2007–2011.

Sittig, H. B.: Schmerzbehandlung Hochbetagter. Kapite V.17. In: Becker-Ebel, J.: Palliativkompetenz und Hospizkultur entwickeln. Behr's-Verlag Hamburg. 2007–2011.

Mundpflege/Übelkeit/Erbrechen:

Bausewein (2005) et al., »Arzneimitteltherapie in der Palliativmedizin«, Urban & Fischer, 2005

Bausewein et al., »Leitfaden Palliativmedizin Palliative Care«, Urban & Fischer, 3. Auflage

Kränzle, Schmid, Seeger »Palliative Care, Handbuch für Pflege und Begleitung«, Springer, 2006

Kayser, Kieseritzky, Sittig, »Kursbuch Palliative Care«, Uni-Med, 2009

Knipping, »Lehrbuch Palliative Care«, Huber, 2007

Respiriatorische Symptome

Albrecht, E. in Bausewein, C., Roller, S., Voltz, R. (Hg.) Leitfaden Palliativmedizin – Palliative Care (3. Aufl.), Urban & Fischer, München, 2007

Huseboe, B., Huseboe, S., Die letzten Stunden. Kavli Forschungszentrum für Demenz, Uni Bergen, Vortragsprotokoll, 2. Potsdamer Hospiztag, 2004

Huseboe, S, Klaschik, E., Palliativmedizin: Grundlagen und Praxis. Schmerztherapie, Ethik und Kommunikation (4. Aufl.), Springer Verlag, Berlin, 2006

Kerscher, H. in Steurer, J. (Hg.), Palliativkompetenz und Hospizkultur entwickeln, Behr's Verlag, Hamburg, 2007

Kränzle, S. in Kränzle, S., Seeger, S., Schmid, U., (Hg.) Palliative Care- Handbuch für Pflege und Begleitung, Springer Verlag, Heidelberg, 2006

Meuret, G., Palliative Home Care Tumorkranker, Kohlhammer Verlag, Stuttgart, 2008

Roller, S., Beachtung, Bewertung und Behandlung von Atemnot in der Palliativmedizin, Z. ärztl. Fortbild. Qual.sich (ZaeFQ), Urban und Fischer Verlag, München, 2000

Schäffler, A. et al., Pflege heute: Lehrbuch und Atlas für die Pflegeberufe, Urban & Fischer Verlag, München, 2000

Seel, M., Die Pflege des Menschen (3. Aufl.), Brigitte Kunz Verlag, Hannover, 2003

Obstipation

Kern, M., Palliativpflege: Richtlinien und Standards (4. Aufl.), Pallia Med Verlag, Bonn, 2008

Student, J.-C., Napiwotzky, A., Palliative Care. wahrnehmen – verstehen – schützen, Thieme Verlag, Stuttgart, 2007

Schmid, U., in Kränzle, S., Schmid, U., Seeger, C. (Hg.), Palliative Care, Handbuch für Pflege und Begleitung, Springer Verlag, Heidelberg, 2006

Schubert, B., Schuler, U. in Knipping, C. (Hg.), Lehrbuch Palliative Care, Huber Verlag, Bern, 2006

Wundversorgung

Deutsches Netzwerk für Qualitätsentwicklung in der Pflege – Expertenstandard Pflege von Menschen mit chronischen Wunden, DNQP: Fachhochschule Osnabrück, 2008

Protz, K., Moderne Wundversorgung, Urban & Fischer, 5. Aufl., München, 2009a

Protz, K., Artikel: »Wundversorgung: Nicht heilen, sondern lindern« in Heilberufe spezial. Palliative Care, Urban & Vogel, München, 2009b

Schmid, U. in Kränzle, S., Schmid, U. Seeger, C., Palliative Care – Handbuch für Pflege und Begleitung, Springer, Heidelberg, 2006

Student, J-C., Napiwotzky, A., Palliative Care – wahrnehmen – verstehen – schützen, Thieme, Stuttgart, 2007

Voggenreiter, G., Dold, C., Wundtherapie. Wunden professionell beurteilen und erfolgreich behandeln, Thieme, Stuttgart, 2004

Protz, K., Aspekte der modernen Wundversorgung – akute und chronische Wunden, http://www2.mh-hannover.de/fileadmin/organisation/beauftragte/gleichstellung/downloads/WEP/Lerneinheit_2010_1__Aspekte_der_modernen_Wundversorgung.pdf, 2010 (Zugriff 25.09.2010)

Ehrenamt

Spohr, M. (2000): Ehrenamtliche und berufliche MitarbeiterInnen in der sozialen Arbeit am Beispiel der Hospizarbeit. In: Wege zum Menschen, 52, 346–356.

Student, J. C. (1997): Die Zukunft und die Bedeutung der ehrenamtlichen Hospizarbeit. In: Klie, T.; Roloff, S. (Hrsg.) (1997): Hospiz und Marketing. Freiburg: Evangelische Fachhochschule.

Trauer

Borschert, S.; Kotz, M. (2005): Trauer. In: Pleschberger, S.; Heimerl, K.; Wild, M. (2005): Palliativpflege. Grundlagen für Praxis und Unterricht. Wien: Facultas.

Kast, Verena (2009), Phasen und Chancen des psychischen Prozesses, Kreuzverlag.

Parkes, C. M. (1978): Vereinsamung. Die Lebenskrise nach Partnerverlust. Reinbek b. Hamburg: Rowohlt.

Smeding, R.; Aulbert, E. (2000): Trauer und Trauerbegleitung in der Palliativmedizin. In: Aulbert, E.; Zech D. (Hrsg.) (2000): Lehrbuch der Palliativmedizin. Stuttgart, New York: Schattauer.

Worden, J. W. (1987): Beratung und Therapie in Trauerfällen. Ein Handbuch. Bern: Huber.

Worden, J. W. (2003): Grief Counselling und Grief Therapy. A Handbook for the Mental Health practitioner. 2nd eEdition. Brunner-Routledge.

Kommunikation

Stewart, I.; Joines, V. (2000): Die Transaktionsanalyse. Freiburg Herder.

Sachweh, S., (2006): Noch ein Löffelchen? Bern: Huber.

Kommunikation im Team

Gellert, M./Nowack, C. (2002): Teamarbeit, Teamentwicklung, Teamberatung, Verlag Christa Limmer, Meezen.

Spiritualität

Behrens, C. (2006): Spiritualität als Erfahrung. In: Steurer, J. (2007 / 2008): Palliativkompetenz und Hospizkultur entwickeln. Hamburg: Behr's.

Bucher, A. (2007): Psychologie der Spiritualität. Handbuch. Weinheim: Beltz.

Frankl, V. E. (1995): Ärztliche Seelsorger. 4. Auflage. Frankfurt am Main

Frick, E. et al. (2006): A clinical interview assessing cancer patients' spiritual needs and preferences. In: European Journal of Cancer Care, 15, 238 – 243.

Geisler, L. (2005): Medizin und Spiritualität. In: Die Tagespost.

Utsch, M. (2005): Religiöse Fragen in der Psychotherapie. Psychologische Zugänge zu Religiosität und Spiritualität. Stuttgart: Kohlhammer.

Utsch, M. (2007): Spiritualität in der Altenarbeit. Assessment und curriculare Zugangswege. Workshop und Expertenaustausch, Zürich.

Watzlawick, P. (1994): Vom Unsinn des Sinns oder vom Sinn des Unsinns. Wien

Wilkening, K. (2007): Spiritualität in der Altenarbeit, Assessment und curriculare Zugangswege. Workshop und Expertenaustausch, Zürich.

Ethik

Göring-Eckhardt, K. (Hrsg.) (2007): Würdig leben bis zuletzt. Sterbehilfe – Hilfe beim Sterben – Sterbebegleitung – Eine Streitschrift. Gütersloh: Gütersloher Verlagshaus.

Hoffmann, S. (2011 ff.)/Becker-Ebel, J.(2007–2011) (Hrsg.): Palliativkompetenz und Hospizkultur entwickeln. Bewährte Mustervorlagen, Arbeitshilfen und Erfahrungsberichte für Pflegeheime und Pflegedienste. Hamburg: Behr's.

Leiter, K. E. (2002): (K)eine Zeit zum Sterben. Euthanasie – Problem oder Lösung? Innsbruck-Wien: Tyrolia.

Müller-Busch, H. (2004): Sterbende sedieren? In: DMW 2004; 129: 701–4./ www.hospiz.net/akt/20040722_sterbende_sedieren.pdf

Materstvedt, L. J. et al. (2003): Euthanasia and physician-assisted suicide: a view from an EAPC Ethics Task Force. In: Palliative Medicine 2003; 17: 97–101. Auch: www.eapcnet.org/download/forEuthanasia/PM200317(2) Materstvedt.pdf

May, A. T. (2005): Autonomie und Fremdbestimmung bei medizinischen Entscheidungen für Nichteinwilligungsfähige. Diss. Bochum. Münster: LIT .

Steurer, J. (2005): Entscheidungen am Lebensende. Fortbildungsreihe Palliativmedizin. Folge 13. In: Im Focus Onkologie 4/2005. S. 57–62.

Tolmein, O. (2006): Keiner stirbt für sich allein. Sterbehilfe, Pflegenotstand und das Recht auf Selbstbestimmung. München: C. Bertelsmann.

Schmerzmanagement

Basler, H. D. (1999): Das Schmerzerleben bei älteren Menschen. In: Interdisziplinärer Arbeitskreis Schmerz im Alter (Hrsg.). Schmerz im Alter. Ein Kompendium für Ärzte. Band I – Grundlagen der schmerztherapeutischen Versorgung älterer Menschen. Puchheim: Lukon.

Basler, H. D., Hüger, D., Kunz,R., Luckman, J., Lukas A., Nikolaus, T, Schuler, M. S. (2006): Beurteilung von Schmerz bei Demenz (BESD). In: Der Schmerz. Vol. 20, Number 6, November 2006. Berlin, Heidelberg: Springer.

Bölike, C, Panka, C. (2004): Die Pflegevisite als Instrument interner Qualitätssicherung in der extramuralen Pflege. In: Heering, C. (Hrsg.) (2004): Das Pflegevisiten-Buch. Bern: Huber.

DNQP (Deutsches Netzwerk für Qualitätsentwicklung in der Pflege) (Hrsg.) (2004): Expertenstandard Dekubitusprophylaxe in der Pflege. Entwicklung – Konsentierung – Implementierung. Osnabrück: DNQP.

DNQP (Deutsches Netzwerk für Qualitätsentwicklung in der Pflege) (Hrsg.) (2005): Expertenstandard Schmerzmanagement in der Pflege bei akuten oder tumorbedingten chronischen Schmerzen. Entwicklung – Konsentierung – Implementierung. Osnabrück: DNQP.

Heinrich, R. (1999): Schmerzmanagement bei älteren Patienten. In: Interdisziplinärer Arbeitskreis Schmerz im Alter (Hrsg.): Schmerz im Alter. Ein Kompendium für Ärzte. Band I – Grundlagen der schmerztherapeutischen Versorgung älterer Menschen . Puchheim: Lukon.

Kunz, R. (2006): Schmerztherapie in der Geriatrie. In: Knipping, C. (2006) (Hrsg.): Lehrbuch Palliative Care. Bern: Huber.

Kunz, R. (2006): Schmerzerfassung und -therapie bei Demenzkranken. In: Knipping, C. (2006) (Hrsg.): Lehrbuch Palliative Care. Bern: Huber.

Morello, R.; Jean, A.; Alix, M. & Groupe Regates (1998): L'ECPA: une échelle comportementale de la douleur pour personnes âgées non communicantes. Info-kara, 3.

McCaffery, M.; Pasero, C. (1999): Pain. Clinical Manual (2.Auflage). St. Louis: Mosby

Merskey, M.; Bogduk, N. (1994): Classification of chronic pain (2.Auflage). Seattle: IASP Press.

Schwermann, M.; Münch, M. (2008): Professionelles Schmerzassessment bei Menschen mit Demenz. Ein Leitfaden für die Pflegepraxis. Kohlhammer: Stuttgart.

AUTORINNEN UND AUTOREN

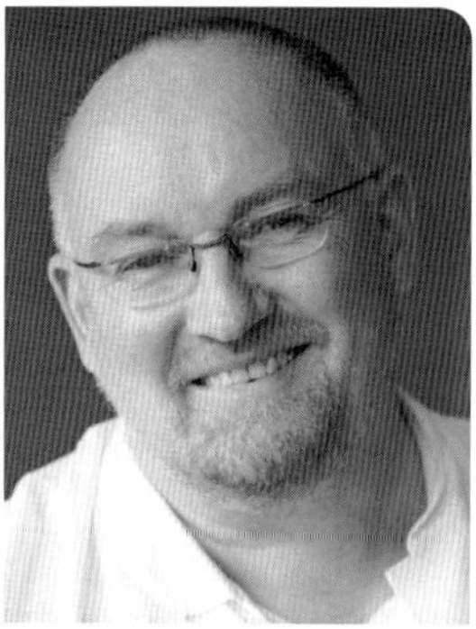

Dr. med Hans-Bernd Sittig

Dr. med. Hans-Bernd Sittig ist Facharzt für Anästhesiologie, Spezielle Schmerztherapie, Palliativmedizin, Rettungsmedizin, Algesiologe DGS. Er leitete viele Jahre eine Palliativstation und dann als ärztlicher Geschäftsführer ein Hospiz. Er ist jetzt in einer Gemeinschaftspraxis für Schmerzmedizin in Stade niedergelassen. Er ist der Vorsitzende und Leiter des Palliative Care Teams GLS (Geesthacht, Hrzgt. Lauenburg, Süd Stormarn), Präsident der Akademie Palliative Care Norddeutschland – PACE e.V. Als Dozent und Kursleiter begleitet er angehende Palliativmediziner.

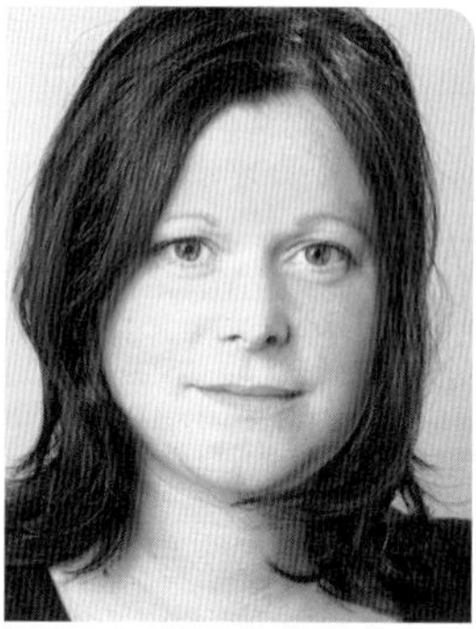

Nina Rödiger

Nina Rödiger ist examinierte Altenpflegerin mit Zusatzausbildung in Palliative Care, PDL, Sozialmanagerin und Kommunikations- und Verhaltenstrainerin. Sie arbeitete als Pflegekraft in einem Hospiz und leitet nun seit 2007 zertifizierte Kurse in Palliativpflege – spezifisch für ambulant und stationär Kranken- und Altenpflegende in Palliativpflegediensten und Pflegeheimen.

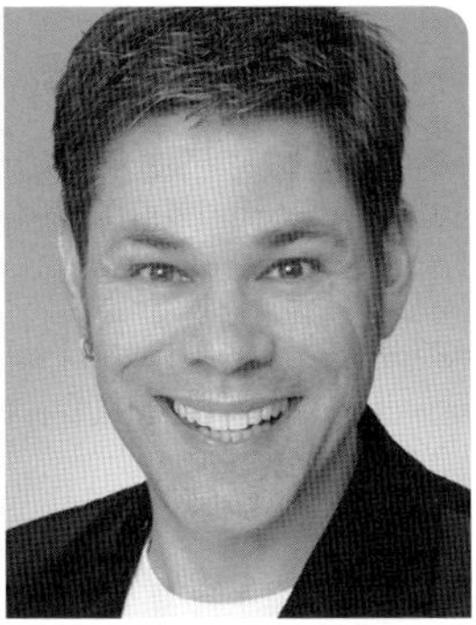

Günter Davids

Günter Davids ist examinierter Krankenpfleger mit Zusatzausbildung in Palliative Care und Diplom Pflegewirt. Nach einer langjährigen Tätigkeit im stationären Hospiz ist er nun Referent zu pflegerelevanten Themen wie Palliative Care und Demenz. Seit 2008 leitet er zertifizierte Kurse in Palliativpflege – insbesondere für ambulant und stationär Kranken- und Altenpflegende in Palliativpflegediensten und Pflegeheimen.

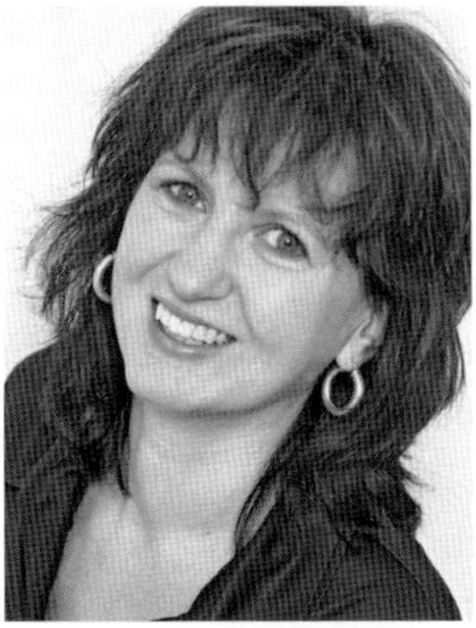

Christine Behrens

Christine Behrens ist Diplom-Theologin, Sozialmanagerin und Transaktionsanalytikerin (DGTA). Nachdem sie längere Zeit als Heimleitung tätig war, ist sie nun als Referentin, Autorin und Kursleitung von Palliativkursen tätig. Als Supervisorin liegt ihr Schwerpunkt auf der Begleitung von Palliativstationen, Hospizen und Einrichtungen der Behindertenhilfe.

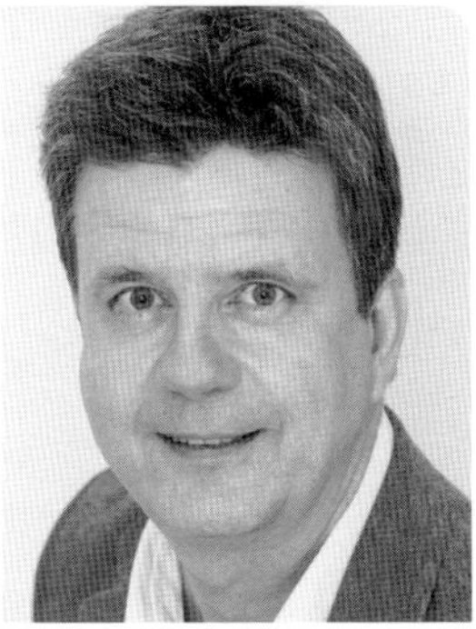

Dr. theol. Jochen Becker-Ebel (ehem. Steurer)

Dr. Jochen Becker-Ebel ist Diplom-Theologe, Supervisor DGSv, Psychodramaleiter DAGG/DFG/IAGP und Autor. Im Thema »Ethik und Recht« unterrichtet er Pflegende und Ärzte. Dabei geht es ihm besonders um die Umsetzbarkeit des Gelernten und die (Rechts-)Sicherheit für alle Beteiligten. Mit dem Team seiner Beratungsfirma MediAcion.de berät er über 150 Pflegeheime in mehreren Bundesländern in der Umsetzung von Palliative Care.

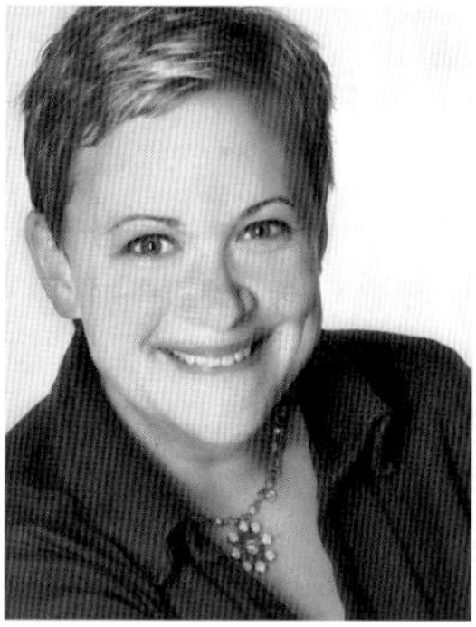

Meike Schwermann

Meike Schwermann ist Fachkrankenschwester für Intensiv- und Anästhesiepflege und Palliative Care, Diplom-Sozialwirtin und Fachbuchautorin, Sie unterrichtet u. a. an der FH Münster, konzipierte und leitete fünf Jahre die Weiterbildung »Palliative Geriatrie« in Bremen und ist freiberufliche Trainerin für Palliative Care.

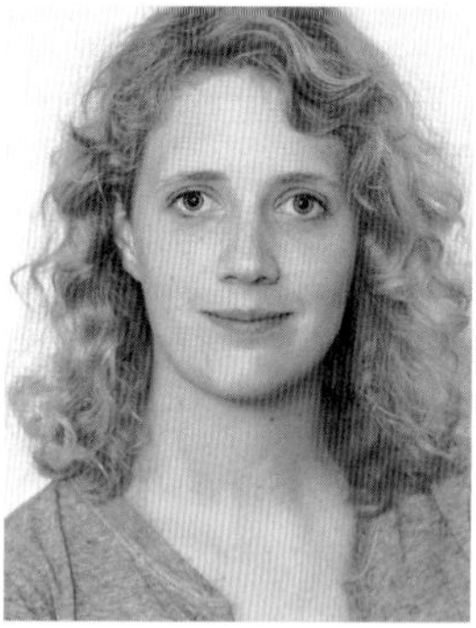

Cornelia Wichmann

Cornelia Wichmann ist examinierte Krankenschwester mit Zusatzausbildung in Palliative Care, staatlich anerkannte Diplom-Sozialpädagogin und Sozialarbeiterin und Autorin. In ihrer Promotion in der Gerontologie untersucht sie derzeit die emotionalen Belastungen von Pflegekräften in der Altenhilfe im Kontext Tod, Sterben und Trauer. Seit Herbst 2010 ist sie auf Verbandsebene tätig als Referentin für Pflege und Weiterbildung.

REGISTER